Kliniktaschenbücher

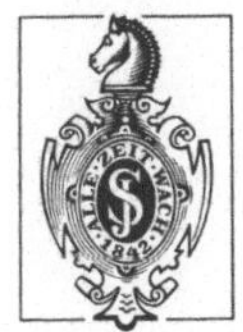

G. Gahl · M. Kessel

Heimdialyse

Anleitung Training
Behandlung

Mit 22 Abbildungen und 17 Tabellen

Springer-Verlag
Berlin Heidelberg New York 1977

Dr. Gerhard Gahl
Assistenz-Professor
Freie Universität Berlin, Klinikum Westend
Abteilung für Innere Medizin mit Schwerpunkt Nephrologie
Spandauer Damm 130
1000 Berlin 19

Professor Dr. Michael Kessel
Freie Universität Berlin, Klinikum Westend
Abteilung Innere Medizin mit Schwerpunkt Nephrologie
Spandauer Damm 130
1000 Berlin 19

ISBN-13: 978-3-540-08283-5   e-ISBN-13: 978-3-642-66678-0
DOI: 10.1007/978-3-642-66678-0

Library of Congress Cataloging in Publication Data: Gahl, Gerhard, 1938 – Heimdialyse : Anleitung, Training, Behandlung. (Kliniktaschenbücher) Bibliography: p. Includes index. 1. Hemodialysis. 2. Hemodialysis – Home therapy. I. Kessel, Michael, joint author. II. Title.
RC901.7.A7G33   616.6'1'06   77-10143

Satz- u. Bindearbeiten: G. Appl, Wemding, Druck: aprinta, Wemding
2121/3140 – 543210

Vorwort

Dieses Taschenbuch entstand aus der Praxis für die Praxis. Im Laufe der Jahre wurden wir von unseren Schwestern und Pflegern sowie Dialyse-Technikern, insbesondere von allen neu hinzukommenden Mitarbeitern, immer wieder nach einer *kurzen,* leicht *verständlichen Einführung* und *Anleitung* zum *praktischen Gebrauch* bei der Dialyse gefragt. Darüber hinaus ergaben sich bei der Dauer- und Heimdialyse immer wiederkehrende *Fragen* nach Sinn und Zweck, nicht nur einzelner Maßnahmen am Gerät, sondern der gesamten Behandlung mit allen Erfolgen aber auch Schwierigkeiten. Denn gerade der besonders enge und oft langwährende Kontakt mit den Patienten stellte unsere Mitarbeiter vor die Notwendigkeit, auf vielfältige Fragen antworten zu können.

Aber auch die *Patienten* selbst und ihre Betreuungsperson beim Heimdialyse-Training und während der Heimdialyse gaben uns wiederholt die Anregung, ihnen eine *Übersicht* des apparativ-technischen Verfahrens und aller Probleme der Heimdialyse zum *Lernen, Nachschlagen* und *Wiederholen* an die Hand zu geben.

Nun sind tatsächlich bei kaum einer anderen Behandlungsmethode die Ärzte und ihre Mitarbeiter in so starkem Maße auf die *Mitarbeit* des Patienten und seiner Betreuungsperson angewiesen wie bei der Heimdialyse. Fast nirgendwo hängt die Aufrechterhaltung eines lebenswerten Lebens so entscheidend von der *Mitverantwortung* des Patienten und seiner engsten Umgebung ab. Mitarbeit und Mitverantwortung können aber nur erwartet werden, wenn Kenntnisse des Verfahrens und der gesamten Behandlung soweit vorhanden sind, daß sie den Patienten überhaupt in die Lage versetzen, verantwortlich mitzuarbeiten. So richtet sich diese Schrift vornehmlich *auch an die Patienten* und ihre *Angehörigen selbst.*

Sind aber die Patienten und ihre Angehörigen zur selbständigen Heimdialyse ausgebildet und bewußt weitgehend aufgeklärt, so erscheint es notwendig, daß sich auch *andere Mitarbeiter* wie Diätassistentinnen, Krankengymnastinnen, Sozialarbeiter und Verwaltungsangestellte, die in irgendeinem Bereich mit Heimdialyse-Patienten zu tun haben, mit den Problemen vertraut machen können.

Nicht zuletzt wendet sich dieses Taschenbuch damit auch an die *betreuenden Ärzte,* sei es in der Praxis tätige, die den Patienten kennen und teilweise weiter betreuen oder die erstmals mit der Heimdialyse in Berührung kommen.

Schließlich möge das kleine Buch den *Ärzten einer Dialyseeinheit* zum Unterricht ihrer Fachschwestern, -pfleger und Techniker und zum *Heimdialyse-Training ihrer Patienten* von Nutzen sein.

Aufrichtiger Dank gilt den Mitarbeitern unserer Abteilung einschließlich der Techniker, Schwestern und Diätassistentinnen für ihre vielfältigen Anregungen und für die Durchsicht des Manuskriptes. Unser Dank gilt ebenso Sabine Gahl und Gabriele Motzkus, die für die Anfertigung der Abbildungen verantwortlich waren. Einen wesentlichen Anteil an der Fertigstellung des Buches leisteten unsere Sekretärinnen U. Weber, G. Becker und G. Schönfisch.

Berlin, Mai 1977

G. Gahl
M. Kessel

VI

Inhaltsverzeichnis

X

I. Funktion und Aufbau der gesunden Niere

Die wichtigste Funktion der Niere ist die Ausscheidung von Harn, der über Nierenbecken und Harnleiter in die Blase gelangt und dann entleert wird. Mit dem Urin werden sog. harnpflichtige Substanzen wie Harnstoff, Harnsäure und Kreatinin ausgeschieden. Diese Stoffe stammen aus abgebautem Eiweiß, zugrundegegangenen Zellkernen und aus dem Muskelstoffwechsel. Daneben kann die Niere überschüssige Mengen an Wasser und Salzen ausscheiden oder Säuren, die fortlaufend und abhängig von der Nahrungszufuhr im Organismus entstehen. Andererseits ist die gesunde Niere imstande, z. B. im Durstzustand durch entsprechend geringere Urinproduktion den normalen Wasser- und Salzgehalt des Körpers zu wahren. Auch viele körperfremde Stoffe, wie Medikamente, können nur durch die Niere ausgeschieden werden.

Die sog. *endokrine Funktion* der Nieren umfaßt im wesentlichen die Bildung von Renin, Erythropoetin und wirksamem Vitamin D. Auf diese Weise hat die Niere entscheidenden Einfluß auf die Höhe des Blutdruckes, die Bildung roter Blutkörperchen sowie auf den Calcium-, Phosphat- und Knochenstoffwechsel (S. XVII, 1., 2., 4.).

Das eigentliche Nierengewebe setzt sich aus ca. 2 Mio. kleinsten Einheiten zusammen, wobei jede etwa die gleiche Aufgabe erfüllt. Eine solche Funktionseinheit gliedert sich in Nierenkörperchen (Glomerulus) und Harnkanälchen (Tubulus) mit den Sammelrohren (Abb. 1). Das Nierenkörperchen, ein Knäuel kleinster Blutgefäße (Kapillaren), weist zahlreiche winzige Poren auf, durch die das Blut filtriert wird. Die roten und weißen Blutkörperchen (Erythrocyten und Leukocyten), die für die Blutgerinnung benötigten Blutplättchen (Thrombocyten) und größere Substanzen wie Serum-Eiweiß können nicht durch die Poren hindurchtreten.

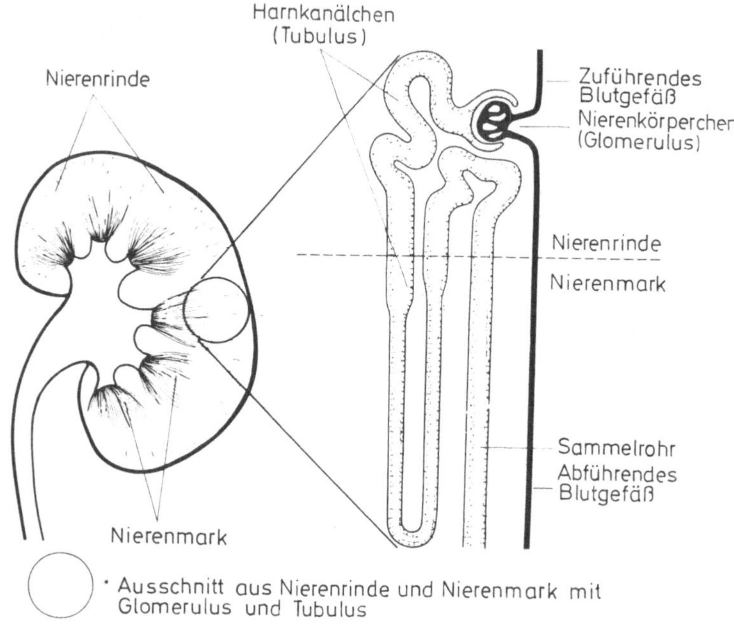

Abb. 1. Schematische Darstellung des Aufbaus der Niere

Die so zunächst gebildete Flüssigkeit, der sog. Primärharn, der auch die harnpflichtigen Substanzen Harnstoff und Kreatinin enthält, gelangt in das Harnkanälchen, wo er in seiner Zusammensetzung noch verändert wird, indem viele zunächst filtrierte Substanzen und 99% des Wassers wieder in das umgebende Blut aufgenommen werden. Andere Stoffe werden aus diesem Netz von Blutgefäßen, das jedes Harnkanälchen umgibt, in die Tubuli abgegeben. So entsteht der endgültige Harn, normalerweise ca. 1000–1500 ml/Tag, der über die Sammelrohre in das Nierenbecken und weiter in die Harnleiter und die Harnblase gelangt.

Die durchschnittliche tägliche Urinausscheidung einiger wichtiger Elektrolyte und harnplichtiger Substanzen ist in Tabelle 1 wiedergegeben.

Über die wichtigsten Normalwerte im Serum bzw. Blut orientiert Tabelle 2.

Tabelle 1. Durchschnittliche tägliche Ausscheidung wichtiger
Harnbestandteile

Natrium	150–250 mval (entspr. 8–15 g NaCl)
Kalium	50–80 mval
Harnstoff	15–20 g
Harnsäure	0,5–0,8 g
Kreatinin	1–2 g
Ammoniak	0,7 g
Wasser	1000–1500 ml

Tabelle 2. Normalwerte im Serum bzw. Blut[a]

Hämoglobin (Hb)	12–16 g%
Erythrocyten	4,1–5,5 Mill/mm^3
Hämatokrit (Htk)	36–48%
Leukocyten	6000–9000/mm^3
Glucose	65–110 mg%
Natrium	136–143 mval/l
Kalium	3,4–5,2 mval/l
Standard-Bikarbonat	21–27 mval/l
Calcium	4,4–5,2 mval/l
anorgan. Phosphat	2,5–4,5 mg%
alkal. Phosphatase	50–180 mU/ml
Harnstoff-N	7–23 mg%
Kreatinin	0,6–1,3 mg%
Harnsäure	2,5–6,9 mg%
Gesamt-Eiweiß	6,5–8,0 g%
davon Albumine	55–68%
Transferrin	200–450 mg%
Eisen	80–130 µg%
Gesamt-Cholesterin	110–300 mg%
Triglyceride	75–175 mg%

[a] Nach Normalwerttabellen des Zentrallabors, Klinikum Charlottenburg der
Freien Universität Berlin.

Die Elektrolyte werden in einer physikalisch chemischen Maßeinheit mval/l
als Konzentration oder als Gesamtmenge = mval angegeben. Die Konzentration anderer Substanzen in g%, mg% oder µg% (entspr. 1 g, 1/1000 g,
1/1000 mg in 100 ml der Lösung).

II. Chronische Niereninsuffizienz

1. Begriffsbestimmung

Verschiedene Krankheiten betreffen gleichzeitig oder nacheinander beide Nieren und führen allmählich dazu, daß immer weniger intaktes Nierengewebe erhalten bleibt. An dessen Stelle tritt häufig narbiges Bindegewebe. Da durch diesen bindegewebigen Ersatz die Nieren zumeist kleiner werden, spricht man in solchen Fällen von Schrumpfnieren. Zunächst können die nicht erkrankten Partien der Niere die Funktion der erkrankten und zugrunde gegangenen voll übernehmen. So kann auch bei einer angeborenen Einzelniere oder nach operativer Entfernung einer Niere (z. B. Transplantation für einen Verwandten) die verbleibende Niere die Funktion der anderen voll übernehmen. Erst wenn nur noch etwa $^1/_5$ gesundes Nierengewebe erhalten ist, kommt es durch ungenügende Ausscheidung zu einem Anstieg harnpflichtiger Substanzen im Blut. Man nennt diesen Zustand chronische Niereninsuffizienz. Dabei ist auch die endokrine Funktion der Nieren gestört.
Von terminaler Niereninsuffizienz wird gesprochen, wenn ohne Transplantation oder Dialysebehandlung ein längeres Überleben nicht mehr möglich wäre. Im Terminalstadium ist die Serum-Kreatinin-Konzentration regelmäßig auf über 8–12 mg % erhöht.

2. Ursachen

Die häufigsten Ursachen einer schweren chronischen Niereninsuffizienz sind die Glomerulonephritis, die Pyelonephritis bzw. interstitielle Nephritis und die Cystennieren. Daneben spielen andere Nierenkrankheiten zahlenmäßig eine untergeordnete Rolle.

a) Glomerulonephritis

Sie ist im mittleren Lebensalter die häufigste Ursache. Der Name besagt, daß es sich um eine Entzündung der in der Nierenrinde gelegenen Glomeruli handelt. Sie betrifft in der Regel beide Nieren in gleichem Ausmaß und beginnt u. U. akut kurze Zeit nach einer Angina. Diese akute Form heilt in der Regel aus, geht aber manchmal in die chronische Glomerulonephritis über, bei der oft jahrelang keine Symptome bestehen.
In einem bestimmten Krankheitsstadium kann es bei der Glomerulonephritis zum sog. Nephrotischen Syndrom kommen, das durch massiven Eiweißverlust im Harn (Proteinurie) und häufig erhebliche Wassereinlagerung (Ödeme) vor allem im Gesicht und an den Beinen gekennzeichnet ist. Vielfach läßt sich ein akuter Beginn einer chronischen Glomerulonephritis nicht feststellen.

b) Pyelonephritis und interstitielle Nephritis

Bei der Pyelonephritis ist zunächst das Nierenbecken und das benachbarte Nierengewebe oft nur einseitig betroffen. Die Krankheit verläuft meistens in Schüben mit Symptomen wie Fieber und Schmerzen im Nierenlager oder beim Wasserlassen. Die chronische Pyelonephritis entsteht oft bei angeborenen oder erworbenen Harnabflußstörungen, z. B. infolge von Nierensteinen, durch die es zu einer bakteriellen Besiedelung der Harnwege kommt. Die chronische Pyelonephritis ist bei Frauen häufiger als bei Männern. Sie führt — wenn nicht die erwähnten Abflußstörungen bestehen — oft langsamer als die Glomerulonephritis und in einem höheren Lebensalter zur Niereninsuffizienz.
Die nicht bakterielle chronisch-interstitielle Nephritis kommt möglicherweise durch jahrelange Einnahme phenacetinhaltiger Schmerzmittel zustande.

c) Cystennieren

Bei den Cystennieren handelt es sich um eine angeborene Nierenkrankheit, die allmählich durch Entwicklung zahlreicher flüssigkeitsgefüllter Räume, sog. Cysten, zur Verdrängung und Zerstörung
funktionierenden Nierengewebes und im allgemeinen nach dem
40. Lebensjahr zur terminalen Niereninsuffizienz führt. Durch Blutungen in diese Cysten kann es gelegentlich zu größeren Blutverlusten mit dem Urin kommen (Hämaturie).

d) Hypertonie

Die Hypertonie, d. h. ein erhöhter Blutdruck über 150/90 mm Hg,
ist fast regelmäßig Folge einer der genannten chronischen Nierenkrankheiten. Sie kann jedoch auch umgekehrt die Ursache einer
chronischen Nierenkrankheit mit terminaler Niereninsuffizienz sein,
indem sie die kleinen Blutgefäße in der Nierenrinde derart schädigt,
daß immer mehr Glomeruli zugrunde gehen (Nephrosklerose).

e) Diabetes mellitus

Der langdauernde und schwere Diabetes hat eine Reihe schwerwiegender Nierenveränderungen zur Folge (Nephrosklerose, Pyelonephritis und Kimmelstiel-Wilson'sche Krankheit). Bisher spielte
der Diabetes als Grundleiden bei Dialysepatienten eine untergeordnete Rolle. In Zukunft wird jedoch auch der Anteil der Diabetiker
unter Dialyse-Patienten zunehmen.

f) Seltene Ursachen

Selten führen rheumaähnliche Krankheiten, sog. Systemerkrankungen und chronische Entzündungen unmittelbar oder auf dem Umweg über eine Amyloidose zur terminalen Niereninsuffizienz. Auch
Stoffwechselstörungen wie die Gicht können eine chronische Niereninsuffizienz zur Folge haben.
Im Endstadium der schweren Niereninsuffizienz lassen sich die anfänglich so verschiedenen Krankheiten vielfach nicht mehr sicher
unterscheiden, da dann die Symptome der chronischen Niereninsuf-

6

fizienz ganz im Vordergrund stehen. Diese sind prinzipiell gleichartig und unabhängig von der Grunderkrankung der Nieren.

3. Auswirkungen der chronischen Niereninsuffizienz

Bei gering ausgeprägter chronischer Niereninsuffizienz sind zwar die harnpflichtigen Stoffe im Blut erhöht. Durch Bildung von besonders reichlich, aber weniger konzentriertem Urin wird jedoch zunächst ein weiterer Anstieg verzögert. Erst wenn im Terminalstadium als letzte Funktion der Nieren auch die Wasserausscheidung versagt, kommt es rasch zu einer bedrohlichen Anhäufung giftiger harnpflichtiger Substanzen. Die dabei auftretenden Symptome bezeichnet man als *Urämie.* Neben der Wassereinlagerung ist der gleichzeitige Überschuß an Natrium-Chlorid (Kochsalz) hauptverantwortlich für eine Verstärkung der schon vorher bestehenden Hypertonie. Die Wassereinlagerung wird häufig dadurch vermehrt, daß der Patient mit der Kost zu viel Kochsalz zu sich nimmt. Infolgedessen empfindet er Durst, den er durch weitere Flüssigkeitsaufnahme zu stillen sucht. Als Folge der Überwässerung und der Hypertonie wird das Herz überlastet und kann schließlich versagen. Besonders gefürchtet ist die Flüssigkeitsansammlung in der Lunge in Form eines interstitiellen Lungenödems *(Fluid lung),* weil durch sie der Gasaustausch, besonders die Sauerstoffaufnahme, erheblich beeinträchtigt wird.

Bei täglichen Urinmengen unter 1 l oder gar fehlender Urinausscheidung kann eine sehr plötzliche Bedrohung des Patienten eintreten durch einen Überschuß an Kalium (Hyperkaliämie), der durch Zufuhr kaliumhaltiger Nahrungsmittel oder Getränke zustande kommt. In kürzester Zeit, möglicherweise schon wenige Stunden nach einer kaliumreichen Mahlzeit, kann es infolge Hyperkaliämie zum Kreislaufstillstand kommen.

Oft bestehen schon lange vor dem Terminalstadium eine Reihe von Beschwerden bzw. Symptomen. Neben der bereits genannten Hypertonie seien als wichtigste folgende genannt: schnelle körperliche und geistige Ermüdbarkeit, Appetitlosigkeit, Übelkeit, Erbrechen und Durchfallneigung und infolgedessen häufig erhebliche Gewichtsabnahme. Fast ausnahmslos findet sich bereits frühzeitig eine

stärkere Blutarmut (Anämie). Ferner kann es zu einer Schädigung
der Nerven kommen (Polyneuropathie), die sich durch Kribbeln,
Taubheitsgefühl, Schmerzen oder sogar Bewegungseinschränkung
besonders der Beine äußert. Durch Störung des Calcium-Phosphat-
Haushaltes werden die Knochen auf verschiedene Weise geschädigt

Tabelle 3. Die wichtigsten Folgen bzw. Symptome der chronischen Niereninsuffizienz. (Erläuterungen s. Text)

Verminderte Ausscheidung harnpflichtiger Substanzen: u. a. Kreatinin, Harnstoff, Harnsäure (?) Mittelmoleküle (?)	— Müdigkeit, Kopfschmerzen — Übelkeit, Erbrechen, Durchfall — Anämie — Periphere Polyneuropathie — Pericarditis — Bewußtseinstrübung — Hautfarbe
verminderte Ausscheidung von Salz und Wasser	— Ödeme (Gesicht, Beine, sog. Fluid Lung) — Hypertonie — Herzbelastung
verminderte Ausscheidung von Säuren (Acidose)	— Veränderung der Atmung — Anämie (?) — Knochenschädigung (?)
verminderte Ausscheidung von Kalium	— Herzrhythmusstörungen
Störung des Calcium- und Phosphat-Haushaltes	— Knochenschädigung — Pseudogicht — Juckreiz (?)
verminderte Bildung von Erythropoetin	— Anämie
erhöhte Renin-Aktivität	— Hypertonie
Kohlenhydrat- u. Fettstoffwechselstörung	— degenerative Blutgefäßveränderungen
verminderte Ausscheidung von Medikamenten	— Überdosierungserscheinungen

(renale Osteopathie). Möglicherweise hängt auch der oft sehr hartnäckige Juckreiz mit der Störung im Calcium-Phosphat-Haushalt zusammen. Die Haut ist oft eigenartig gelblich-blaß und glanzlos.

Die Anhäufung saurer Stoffwechselprodukte (metabolische Acidose) führt zu einer unwillkürlich vertieften und oft beschleunigten Atmung, wodurch mehr Kohlensäure abgeatmet und die Übersäuerung teilweise ausgeglichen wird.

Eine typische Komplikation der fortgeschrittenen Niereninsuffizienz ist ferner eine Herzbeutel-Entzündung (Pericarditis), die im allgemeinen zunächst durch Schmerzen in der Herzgegend und Fieber gekennzeichnet ist.

In Tabelle 3 sind die wichtigsten Auswirkungen und Symptome der chronischen Niereninsuffizienz zusammengestellt.

Durch welche Substanzen die verschiedenen Symptome der chronischen Niereninsuffizienz entstehen, ist bislang weitgehend ungeklärt. Harnstoff und Kreatinin, die sog. kleinen Moleküle, scheinen relativ ungiftig zu sein. Es wird dagegen in letzter Zeit eher vermutet, daß die sog. Mittelmoleküle — die aber bisher auch nicht näher gekennzeichnet sind — für die Urämie-Symptome verantwortlich sind.

Mit dem Eintreten des Terminalstadiums ist oberhalb von Serum-Kreatinin-Konzentrationen von 8 mg % zu rechnen. In der Regel sollte etwa dann — unabhängig von klinischen Symptomen — eine Dauerdialyse-Behandlung begonnen oder zumindest vorbereitet werden.

III. Die extracorporale Dialyse
(„Künstliche Niere")

1. Prinzip der Dialyse

Die zur Zeit verwendeten Modelle künstlicher Nieren arbeiten nach physikalischen Gesetzen der Dialyse. Man nennt sie darum auch Dialysatoren. Unter Dialyse versteht man den Übertritt von gelösten Stoffen durch einen Filter oder eine Membran, der jedoch nur möglich ist, wenn die Teilchen nicht größer sind als die Poren eines solchen Filters. Von Hämodialyse oder extracorporaler Dialyse spricht man, wenn das Blut außerhalb des Körpers, lediglich getrennt durch eine Membran, mit einer besonders zusammengesetzten Flüssigkeit, dem Dialysat oder der Waschlösung, in Kontakt gebracht wird.

Diese ca. 0,01–0,03 mm (10–30 Micron) dicken *Membranen* bestehen zur Zeit meist aus Cuprophan, einem Zellophan-ähnlichen Kunststoff. Die Membranen weisen Poren auf, die so klein sind, daß nur kleine im Blut gelöste Stoffe, wie z. B. die Elektrolyte Natrium, Kalium u. a. sowie Harnstoff, Harnsäure und Kreatinin filtriert, bzw. dialysiert werden. Größere im Blut enthaltene Substanzen, wie Eiweiß und an Eiweiß gebundene Stoffe, insbesondere die noch größeren Blutkörperchen, sowie in der Regel auch Bakterien und Viren, können die Membran nicht passieren.

Dialysable Substanzen können grundsätzlich die Membran in beiden Richtungen durchschreiten. Nach welcher Richtung der Transport überwiegt, hängt von der Konzentration der betreffenden Substanz beidseits der Membran ab.

Da die durch die Membran getrennten Lösungen das Bestreben haben, die Konzentrationen bestimmter Stoffe aneinander anzugleichen, überwiegt der Transport vom Ort höherer zum Ort niedrigerer Konzentration. Bei gleicher Zusammensetzung beiderseits der Membran ist der Übertritt der Substanz in beiden Richtungen gleich groß. Man beeinflußt darum den Stoffaustausch in der Künstlichen Niere durch besondere *Zusammensetzung des Dialysats* in folgender Weise:

a) Substanzen, wie z. B. Natrium, deren Konzentrationen durch die Dialyse nicht wesentlich verändert werden sollen, werden etwa in der dem Blut entsprechenden Menge der Dialysierlösung zugesetzt.

b) Stoffe, wie z. B. Harnstoff und Kreatinin, von denen möglichst viel aus dem Blut entfernt werden sollen, werden dem Dialysat nicht zugefügt.

c) Stoffe, wie z. B. Calcium und Acetat, die dem Körper zugeführt werden sollen, werden in entsprechend höherer Konzentration dem Dialysat zugesetzt.

Der Stoffaustausch kann dadurch noch verstärkt werden, daß Blut und Waschlösung in entgegengesetzter Richtung entlang der Membran durch die Künstliche Niere strömen (sog. Gegenstrom-Prinzip).

Die *Wirksamkeit der Dialyse* ist außer von den genannten Faktoren unter anderem abhängig vom Blutumlauf, Dialysatfluß, von der Bauweise der Künstlichen Niere (Dicke und Form der Blutkanäle, Flußwiderstand) und Eigenschaften der Membran (Membrandicke, Membranoberfläche und Porengröße).

Die Effektivität eines Dialysators läßt sich nach mathematischen Formeln und Begriffen durch die sog. *Dialysance* angeben (entsprechend dem Clearance-Begriff). Diese errechnet sich für eine bestimmte Substanz z. B. aus der Blutkonzentration vor und hinter dem Dialysator und dem Blutumlauf.

2. Ultrafiltration

Außer bestimmten gelösten Substanzen tritt aber auch *Wasser* selbst durch die Dialysemembran, wenn auf beiden Seiten der Membran unterschiedliche Drucke herrschen — ein Effekt, der zur Entfernung des im Körper eingelagerten Wassers ausgenutzt wird. Man nennt diesen Vorgang Ultrafiltration.

Der Wasserentzug geschieht durch ein Druckgefälle vom Blut zur Dialysatseite. Der höhere Druck auf dieser Seite wird erreicht:

a) durch *positiven Druck im Blut-Kompartment* (s. III, 4.). Das ist die überwiegende Möglichkeit der Ultrafiltration bei der Spulenniere, bei welcher das Blut nur gegen einen hohen Widerstand hindurch gepumpt werden kann. Der Druck im Blut-Kompartment läßt sich auch durch Erhöhung des Blutumlaufes und Erhöhung des venösen Rücklaufdruckes (s. VII, 5.) steigern.

b) durch einen *Negativ- oder Unterdruck auf der Dialysatseite.* Die Ausnutzung dieses sog. Dialysatdruckes ist die entscheidende Methode der Ultrafiltration bei Plattennieren und Kapillarnieren. Beide Drucke, der Druck im Blut-Compartment und der Dialysatdruck, ergeben den sog. *Transmembrandruck,* der für das Ausmaß der Ultrafiltration mitentscheidend ist.

Zusammengefaßt hat die Künstliche Niere demnach folgende wesentliche Funktionen:

1. *Dialyse* zur Entfernung harnpflichtiger Substanzen und zur Aufrechterhaltung bzw. Herstellung eines normalen Elektrolyt- und Säure-Basenbestandes.
2. *Ultrafiltration,* d. h. Entfernung des im Körper eingelagerten Wassers.

3. Beschreibung der Künstlichen Niere

Die Künstliche Niere wird über Blutschläuche an das Blutgefäßsystem des Patienten angeschlossen. Das aus der Arterie des Patienten kommende Blut fließt in den Dialysator, d. h. einem flachen Schlauch aus Cuprophan oder zwischen zwei Cuprophan-Folien oder einem ähnlichen Material, sammelt sich am Ausgang des Dialysators und fließt dann zum Patienten zurück. Die Membranen der Künstlichen Niere werden durch ein Kunststoffgerüst, z. B. aus Polyäthylen, in ihrer Position gehalten. Zwischen Membranaußenseite und Stützgitter, das oft längs geriffelt oder längs sowie quer geriffelt ist, fließt das Dialysat meist in einer dem Blut entgegengesetzten Richtung. Man unterscheidet demnach das *Blutkompartment,* den Blutraum, von dem *Dialysatkompartment,* das durch Membranaußenseite und Stützgerüst begrenzt wird.

Das Fassungsvermögen für Flüssigkeit bzw. Blut schwankt bei den verschiedenen Künstlichen Nieren zwischen 100 und 400 ml. Dieses sog. Füllvolumen ist aus verschiedenen Gründen von Bedeutung:
bei Beginn der Dialyse wird der extracorporale Kreislauf, d. h. die Blutschläuche und die Künstliche Niere selbst, mit dem Patientenblut aufgefüllt. Im Gefäßsystem des Patienten zirkuliert darum bei der Dialyse entsprechend weniger Blut, wodurch u. U. ein Blutdrukkabfall auftreten kann.
Falls während der Dialyse ein Loch in der Membran (sog. Blutleck) auftritt, muß der Dialysator eventuell mitsamt Blut verworfen werden: je größer das Füllvolumen der Künstlichen Niere ist, umso mehr Blut geht dem Patienten dann verloren, und umso größer ist damit die Gefahr der Zunahme der ohnehin schon bestehenden Anämie.
Das Füllvolumen ist für die meisten Dialysatoren keine starre Größe, sondern schwankt je nach dem Druck im Blutkompartment bzw. dem Dialysatdruck bis um 100%. Auf die Verkleinerung des Füllvolumens von Dialysatoren wurde in den letzten Jahren viel Mühe verwandt. Das hat dazu geführt, daß ihr Füllvolumen inzwischen teilweise kleiner ist als das der zugehörigen Blutschläuche.

4. Die verschiedenen Dialysatoren

In den letzten Jahren sind etwa 100 verschiedene Dialysatoren entwickelt worden. Sie sind im Grunde sämtlich Abwandlungen der drei grundsätzlich verschiedenen Typen Plattenniere, Spulenniere und Capillarniere.

a) Plattenniere

Die derzeit gebräuchlichen Plattendialysatoren sind aus der Kiil-Niere hervorgegangen. Entsprechend werden sie *modifizierte Kiil-Nieren* genannt. Wegen ihrer Wirtschaftlichkeit wird auch die Kiil-Niere selbst, die für eine oder mehrere Dialysen jeweils aufzubauen ist, immer noch häufig verwandt (s. III, 5.). Blut und Dialysat verteilen sich in den Plattennieren in mehreren (2–60) Etagen übereinander. Solch eine Einheit besteht:

1. aus den Membranfolien, meist bestehend aus Cuprophan oder Polyacrylnitril, zwischen denen das Blut in einem breiten dünnen Film strömt (Blutkompartment).

2. Aus profilierten, z. B. längsgeriffelten, Kunststoffplatten, die die Membranfolien in ihrer Position halten und am Rand abdichten. An der Membranaußenseite läuft meist im Gegenstrom zum Blut und den Vertiefungen der Platten die Dialysierlösung (Dialysatkompartment).

Bluteinlauf und Dialysateinlauf befinden sich also in der Regel am entgegengesetzten Ende des Dialysators (Abb. 2). Bei entsprechender Konstruktionsweise läßt sich bei isoliertem Defekt einer Membran ausschließlich die betroffene Etage durch Abklemmen ausschalten, so daß die Dialyse über die restlichen intakten Schichten fortgesetzt werden kann.

Mehrere der modifizierten Kiil-Nieren gibt es seit Jahren als *gebrauchsfertige*, d. h. *sterile Dialysatoren* zum *ein-* oder *mehrmaligen Gebrauch*.

Die Plattenniere ist aus folgenden Gründen besonders für die Heimdialyse geeignet:

a) in der Regel kleines Füllvolumen des Blutkompartments (100–200 ml), dadurch bei eventuellen Membranrupturen geringer Blutverlust.

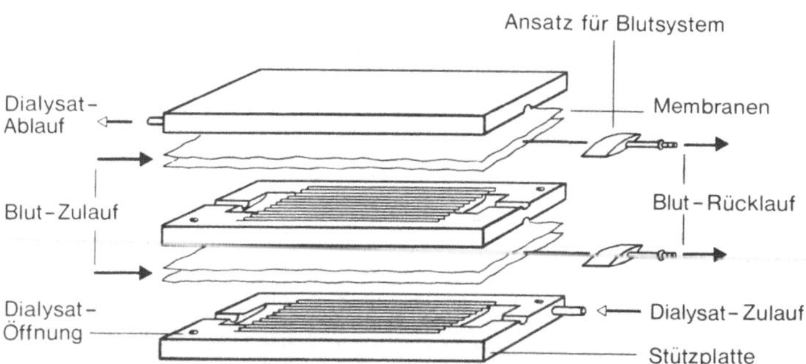

Abb. 2. Platten-Dialysator (Standard-Kiil-Niere). Gegenüber den 2 „Etagen" der Standard-Kiil-Niere befinden sich bei den industriell gefertigten „Einmal"-Plattendialysatoren bis zu 30 kleinere Blut- und Dialysatkompartments übereinander, wobei die Stützplatten wesentlich dünner geworden sind. (Modifiz. nach G. L. BAILEY, Hemodialysis, Academic. Press, 1972)

b) Blutfluß mit geringem Widerstand im Blutkompartment, dadurch keine zwangsläufige Ultrafiltration. Diese wird überwiegend durch den Unterdruck im Dialysat bestimmt. Bei Patienten mit einem Scribner-Shunt (s. IV, 3.) ist aufgrund des geringen Widerstandes in den meisten Plattennieren u. U. sogar die Dialyse ohne Blutpumpe möglich.

Die Gesamtoberfläche der Membran der meisten Platten-Dialysatoren liegt bei ca. 1,0 qm. Im Zusammenhang mit der Verbreitung der sog. Kurzzeitdialyse (s. XIII, 4, b.) besteht gegenwärtig ein Trend zur Herstellung von Plattendialysatoren größerer Oberfläche. Dies ist jedoch mit dem Nachteil eines größeren Füllvolumens verbunden. Die Membranoberfläche und die Dicke der Membran (s. III, 1.) sind zumeist auf den Dialysatoren angegeben.

b) Spulenniere

Bei der Spulenniere wird das Blutkompartment von einem langen Cuprophanschlauch gebildet, der spiralig und umgeben von einem gitterförmigen Kunststoffgerüst um den Spulenkern gewickelt ist (Schneckenprinzip). Das Dialysat strömt zwischen den Lagen und Maschen des Stützgerüstes an der Membran vorbei (Abb. 3). Durch das fest aufgewickelte Kunststoffgerüst wird der Blutschlauch flachgedrückt und so die Dialyseoberfläche vergrößert. Allerdings entsteht dadurch und durch die Länge des Membranschlauches in der Regel ein hoher innerer Widerstand, so daß ein ausreichender Blut- und Dialysatfluß nur durch eine Blutpumpe und eine Pumpe für das Dialysat zu erreichen sind. Die Spule wird in einem angepaßten Behälter eingesetzt, in dem durch eine Öffnung am Boden des Gefäßes das Dialysat aus einem Vorratstank von unten nach oben, etwa senkrecht zum Verlauf der Spulenwicklung, gepumpt wird.

Die meisten Spulendialysatoren zeichnen sich durch große Leistungsfähigkeit hinsichtlich der Entfernung harnpflichtiger Substanzen aus. Infolge des hohen Flußwiderstandes im Blutkompartment kommt es zwangsläufig zu einer relativ großen Ultrafiltration, die jedoch nicht immer erwünscht ist. Bei manchen Spulen ist auch das große Füllvolumen des Blutkompartments von Nachteil. Dies ist insofern von Bedeutung, als relativ häufig Membranrupturen durch den hohen Innendruck auftreten.

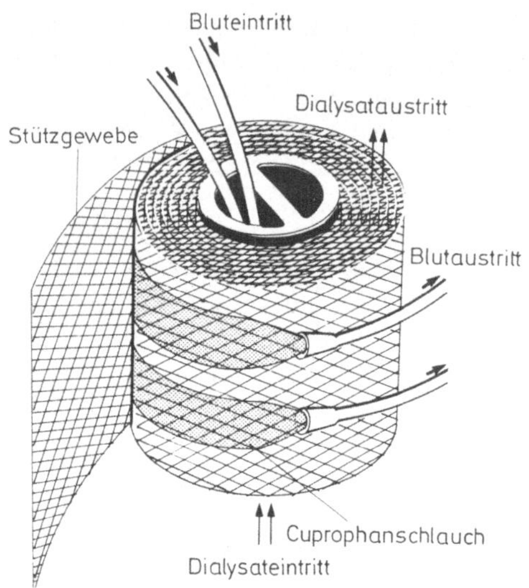

Abb. 3. Spulen-Dialysator

Seit einiger Zeit gibt es auch Spulendialysatoren mit verschieden
großer Membranoberfläche.

c) Capillarniere

Das Blutkompartment der Capillarniere besteht aus 10 bis 15 000
winzigen Zelluloseacetat- oder Cuprophanröhrchen, an deren Au-
ßenseite das Dialysat strömt (Abb. 4). Der Blutflußwiderstand ist
gering, so daß die Ultrafiltration durch Negativdruck im Dialysat
erfolgen muß. Die Capillarniere erfordert jedoch für eine ausreichende Ultrafiltration einen — verglichen mit neueren Plattendialysatoren — höheren Dialysatunterdruck. Bei gleicher Gesamtmem-
branoberfläche wie die meisten Platten- und Spulennieren und ver-
gleichbarer Leistungsfähigkeit hinsichtlich der Entfernung harnpflichtiger Stoffe hat die Capillarniere den Vorteil besonderer
Handlichkeit. Ein gegenwärtig noch vorhandener Nachteil ist die relativ oft beobachtete Gerinnung des Blutes in einzelnen Capillaren
und der damit verbundene Blutverlust, so daß gegebenenfalls eine
größere Heparingabe (s. IX.) erfolgen muß. Die Capillarniere

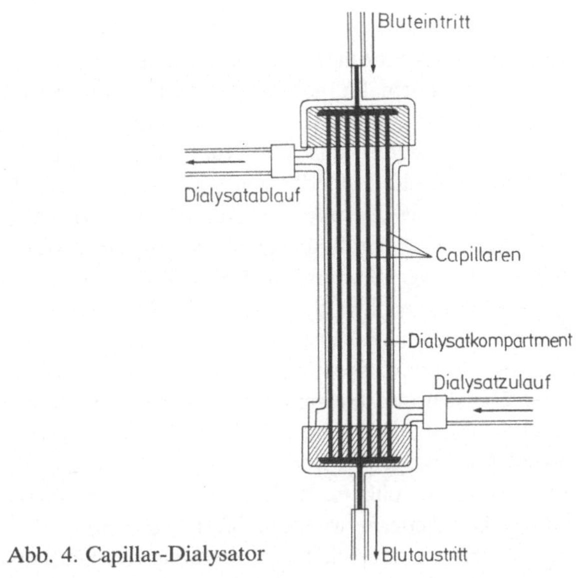

Abb. 4. Capillar-Dialysator

wurde bisher nur mit Formalin aufgefüllt geliefert, so daß sie vor den Gebrauch längere Zeit von Formalin freigespült werden mußte. Inzwischen sind jedoch auch „trockene", gebrauchsfertige Capillarnieren erhältlich.

5. Wiederverwendung von Dialysatoren

Besonders aus Kostengründen ist die Standard-Kiil-Niere, wie bereits erwähnt, noch immer weit verbreitet. Die Dialysekosten lassen sich jedoch auch senken, indem die steril gelieferten, ursprünglich zum Einmalgebrauch gedachten Dialysatoren beim gleichen Patienten mehrfach verwendet werden. Die Wiederverwendung ist durchaus bis zu sechsmal möglich, ohne daß es dadurch zu einem nennenswerten Wirkungsverlust der Dialyse bzw. Ultrafiltration käme.

Bei der Wiederverwendung von Dialysatoren kommt es darauf an, durch besonders gründliches Spülen Blutreste möglichst vollständig

17

aus dem Blutkompartment zu entfernen. Danach wird die Künstliche Niere aus Sterilitätsgründen mit einem Desinfektionsmittel, im allgemeinen Formalin, gefüllt, die Ansatzstutzen werden steril verschlossen, und die Niere so bis zur nächsten Dialyse aufbewahrt. Vor dem Anschluß muß wiederum durch sorgfältiges Spülen das Desinfektionsmittel aus der Niere entfernt werden. Daß tatsächlich keine Reste des Desinfektionsmittels mehr zurückgeblieben sind, muß durch eine empfindliche Probe ausgeschlossen werden, durch die auch winzige Spuren von Formalin bzw. eines anderen Desinfektionsmittels nachweisbar sind (z. B. Schiff'sches Reagenz).
Geeignet für die Wiederverwendung sind prinzipiell Spulen-, Capillar- und Plattendialysatoren. Voraussetzung ist jedoch, daß sich diese Dialysatoren einwandfrei spülen lassen. Das kann z. B. dadurch problematisch sein, daß Teile des Blutkompartments thrombosiert oder luftgefüllt sind (besonders bei nicht optimaler Dialysatentgasung), so daß in Wirklichkeit nicht alle Dialysatoren gleich gut für die Wiederverwendung brauchbar sind.
Das Verfahren der Wiederverwendung von Dialysatoren wird wesentlich vereinfacht, wenn im Dialysegerät bereits eine entsprechende Vorrichtung zum Spülen, Formalinisieren und Nachspülen des Dialysators eingebaut ist. Auf diese Weise lassen sich auch die Blutsysteme mehrfach verwenden, so daß die Dialysekosten weiter reduziert werden. Auch der Arbeitsaufwand ist bei diesem Verfahren unerheblich.
Ob das Auftreten bestimmter Antikörper (Anti-N) im Blut bei Patienten, die Dialysatoren mehrfach benutzen, durch Spuren von Formalin bedingt ist und welche Bedeutung diese Antikörper haben, wird zur Zeit noch untersucht.

IV. Anschluß der Künstlichen Niere an den Blutkreislauf

1. Einleitung

Zur Dauerbehandlung mit der Künstlichen Niere ist der leichte Zugang zum Blutgefäßsystem des Patienten Voraussetzung. Damit während der Dialyse genügend Wasser und andere Schlackenstoffe entfernt werden können, müssen ca. 150–200 ml Blut/min durch die Künstliche Niere fließen. Es ist jedoch nicht ohne weiteres möglich, aus den Venen, die üblicherweise zur Blutentnahme benutzt werden, dauernd dieses Blutvolumen zu entnehmen. Zur Bluthergabe ist darum der Anschluß an eine Arterie nötig, während der Rückstrom über eine Vene erfolgen kann. Da andererseits eine Arterie nur begrenzte Zeit punktierbar ist, mußte das Problem des Gefäßzuganges anders, sozusagen durch einen Trick, gelöst werden.
Die beiden hauptsächlich angewandten Methoden des Gefäßzuganges sind:
a) die arterio-venöse Fistel nach
   Brescia-Cimino („Cimino-Shunt")
b) der Scribner-Shunt
Bei einem kleinen Prozentsatz der Patienten müssen andere Shunt-Techniken angewandt werden. Die wichtigsten prinzipiell möglichen Methoden und der Ort des Gefäßzuganges sind schematisch der Abb. 5 zu entnehmen (s. IV, 4.). Der Ausdruck *Shunt* bedeutet, daß Blut kurzgeschlossen wird, indem es unter Ausschaltung der kleinen Blutgefäße wie der Kapillaren unmittelbar aus einer Arterie in eine Vene fließt. Teilweise wird der Ausdruck Shunt nur für einen sog. äußeren *Shunt* (Beispiel Scribner-Shunt) verwandt. Bei der Gefäßverbindung vom Typ Cimino spricht man demgegenüber oft von *ar-*

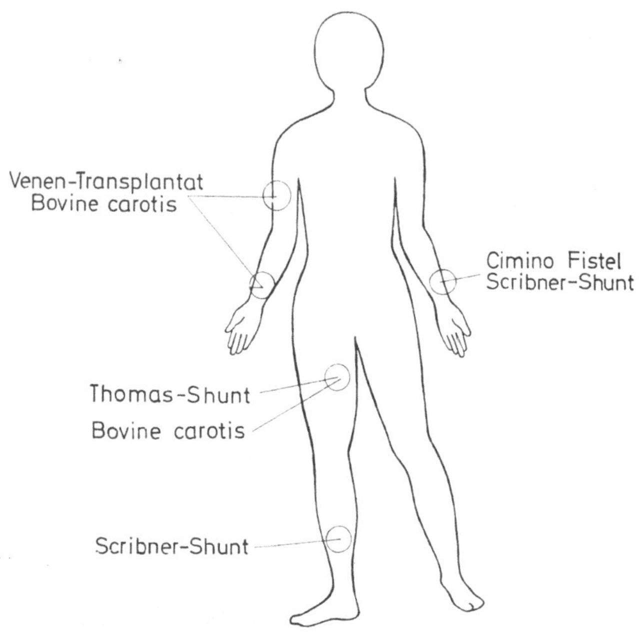

Abb. 5. Schematische Darstellung der verschiedenen Shunt- bzw. Fisteloperations-Möglichkeiten

terio-venöser Fistel. Vielfach wird der Ausdruck Shunt auch für beide Arten des Gefäßzuganges benutzt.

2. Arterio-venöse Fistel (Cimino-Fistel)

a) Beschreibung

Die arterio-venöse Fistel wird in aller Regel am Unterarm angelegt. Dabei werden durch einen operativen Eingriff eine Arterie und eine benachbarte, oberflächlich gelegene Vene eröffnet und miteinander verbunden. Die Operation wird z.B. als Seit-zu-Seit-Verbindung (Seit-zu-Seit-Anastomose, ursprüngliche Methode von Cimino) durchgeführt. Günstiger ist die Seit-zu-End-Verbindung (Seit-zu-End-Anastomose), bei der die Vene unterbunden, durchtrennt und

20

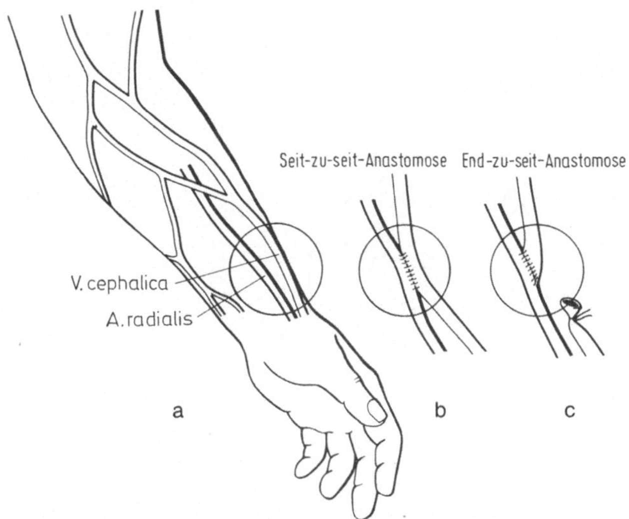

Abb. 6a–c. Blutgefäßverhältnisse am Unterarm: (a) Unterarmvenen und Arteria radialis vor Operation. (b) Arterio-venöse Fistel: Seit-zu-Seit-Anastomose. (c) Arterio-venöse Fistel: Seit-zu-End-Anastomose

das freie Ende seitlich an die Arterie genäht wird (Abb. 6). Diese Technik wird von uns fast ausschließlich angewandt. Durch diese künstliche Verbindung, arterio-venöse Fistel, kommt es infolge des höheren Druckes in der Arterie zu einem „Shunt" des Blutes aus der Arterie direkt in die Vene. Die Haut über dieser Gefäßverbindung wird dann wieder verschlossen. Allmählich wird die mit der Arterie verbundene Vene durch den größeren Blutfluß und höheren Druck aufgeweitet und tritt dann oft schon ohne Stauen deutlich hervor. Auch andere Hautvenen in der Umgebung der operativ mit der Arterie verbundenen Vene weiten sich häufig auf, da natürliche Verbindungen der Venen untereinander bestehen (Abb. 7). Die wichtigsten Schritte der operativen Anlage einer Fistel sind in Abb. 8 schematisch dargestellt.
Die Blutströmung in den Venen ist häufig als Schwirren fühlbar,

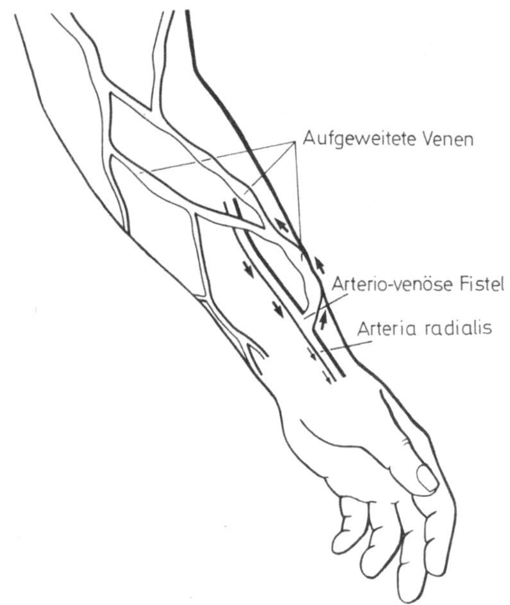

Abb. 7. Unterarmvenen nach Anlage einer arteriovenösen Fistel

oder zumindest ist mit dem Hörgerät (Stethoskop) in diesem Gebiet ein typisches Strömungsgeräusch zu hören.

Diese gut durchströmten, „arterialisierten", d. h. arterielles Blut enthaltenden und verdickten Venen (Abb. 9) eignen sich zum Anschluß an die Künstliche Niere. Dazu werden sie an zwei Stellen punktiert: einmal zur *Bluthergabe* für den Dialysator und einmal für den *Rückfluß* des Blutes vom Dialysator zum Patienten (Ausnahme s. IV, 5.). Allerdings dauert es u. U. mehrere Wochen oder gar Monate, bis diese Venen leicht punktierbar sind. Deshalb wird die Gefäßoperation möglichst schon zu einem Zeitpunkt ausgeführt, zu dem noch keine unmittelbare Dialysenotwendigkeit besteht.

b) Kontrolle der Funktion der Cimino-Fistel

Die einwandfreie Funktion der Cimino-Fistel muß vom Patienten selbst regelmäßig kontrolliert werden. In der Regel bedeutet dies,

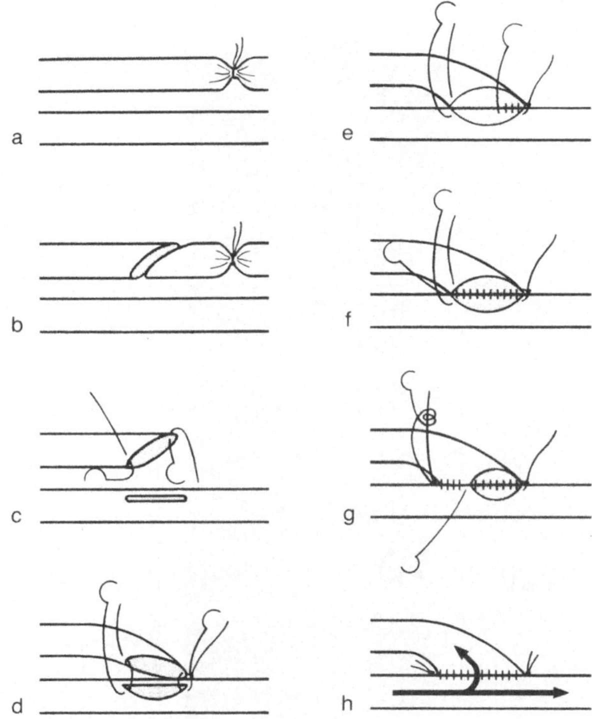

Abb. 8a–h. Wichtigste Operationsphasen bei der Anlage einer arterio-venösen Fistel (Seit-zu-End-Anastomose)

oben: Vene   rechts: handwärts
unten: Arterie   links: ellenbeugenwärts

(a) Unterbindung der Vene. (b) Durchtrennung der Vene. (c u. d) Längseröffnung der Arterie (5–7 mm); Einlegen der beiden Eckfäden, von denen zunächst nur 1 verknotet wird. (e) Naht der Anastomosen – Hinterwand. (f) Verknotung des 2. Eckfadens. (g) Naht der Anastomosen – Vorderwand. (h) Fertiggestellte Anastomose mit Einzeichnung des Blutstromes

mehrmals täglich das typische Schwirren oder das Shuntgeräusch zu überprüfen.

Das Shuntgeräusch ist nicht immer gleich laut. Es ist im allgemeinen umso lauter, je mehr Blut durch die Fistel fließt. Bei niedrigem Blutdruck nimmt die Strömung und entsprechend häufig auch das Geräusch ab, bei höherem Blutdruck zu.

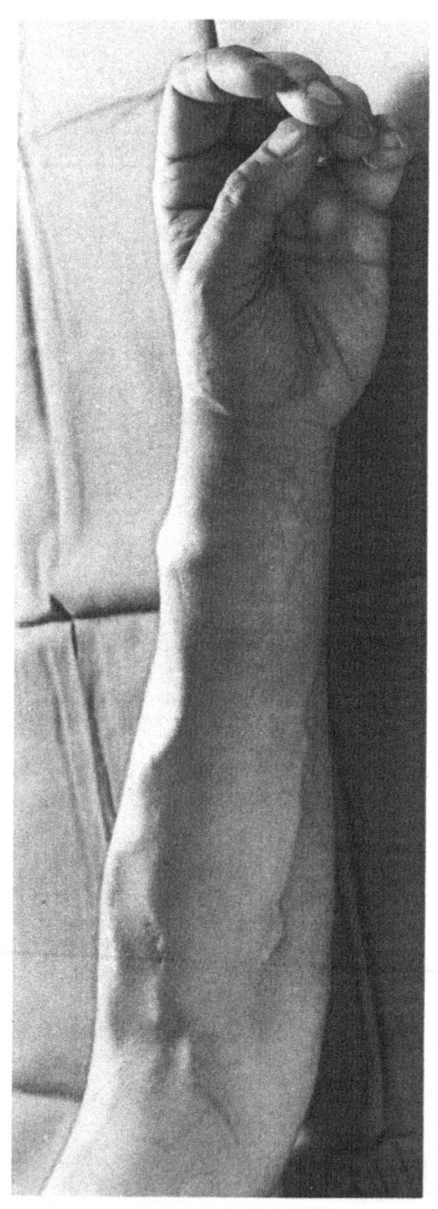

Abb. 9. Seit 7 Jahren benutzte arterio-venöse Fistel zwischen den Dialysen

Bei fehlendem Shuntgeräusch liegt mit großer Wahrscheinlichkeit ein Verschluß an der Fistel selbst oder in Fistelnähe vor. Dann muß sofort die zuständige Dialyseabteilung verständigt und aufgesucht werden.

c) Punktion der Cimino-Fistel

Das Erlernen der Cimino-Punktion durch den Patienten selbst oder die Hilfsperson ist einer der entscheidendsten aber auch schwierigsten Schritte auf dem Wege zur Heimdialyse. Vor jedem Anschluß muß der Arm (bzw. die entsprechende andere Körperregion) mit einem Desinfektionsmittel (z. B. Merfen oder 70%iger Alkohol) gründlich gereinigt werden. Es reicht nicht das kurze Abwischen mit einem Alkoholtupfer. Vielfach wird auch empfohlen, vor der Punktion die Haut 3 min mit Seife zu waschen.

Die arterielle Nadel, d. h. die Nadel für die Bluthergabe, soll grundsätzlich näher der Fistel eingestochen werden als die venöse, d. h. die Nadel für den Blutrücklauf. Es ist nicht unbedingt erforderlich, daß die Nadel für die Bluthergabe im Hauptgefäß liegt, da häufig auch in den Nebenästen ein ausreichender Blutfluß besteht. Die Spitze der arteriellen Nadel soll nach der Punktion mindestens noch ca. 3 cm von der Fistel entfernt liegen, da sonst die Gefahr der Beschädigung der Fistel besteht.

Eine häufig gestellte Frage betrifft die Richtung der *arteriellen Punktion:* wir empfehlen bei sehr gut punktierbarem Shunt die Punktion in Flußrichtung. Dies ist vielfach technisch einfacher, für den Shunt möglicherweise aber auch schonender. Bei weniger gut laufenden Cimino-Fisteln raten wir nach wie vor, die arterielle Nadel entgegen dem Blutstrom einzustechen, d. h. mit der Nadelspitze in Richtung Fistel. Bei dieser Technik wird die Gefäßwand durch die Blutpumpe nicht so leicht an die Nadelspitze gesaugt.

Die *venöse Punktion* sollte möglichst etwa 5 cm oberhalb der arteriellen erfolgen, mit der Spitze in Flußrichtung. Statt der Fistelvene selbst können auch die anderen aufgeweiteten Unterarm- und Oberarmvenen punktiert werden. Die Abb. 10 veranschaulicht die Lage der Kanülen bei entgegengesetzter Punktionsrichtung. Nach Möglichkeit sollten die Kanülen nicht gerade in der Ellenbeuge liegen, damit der Patient während der Dialyse den Arm freier bewegen kann.

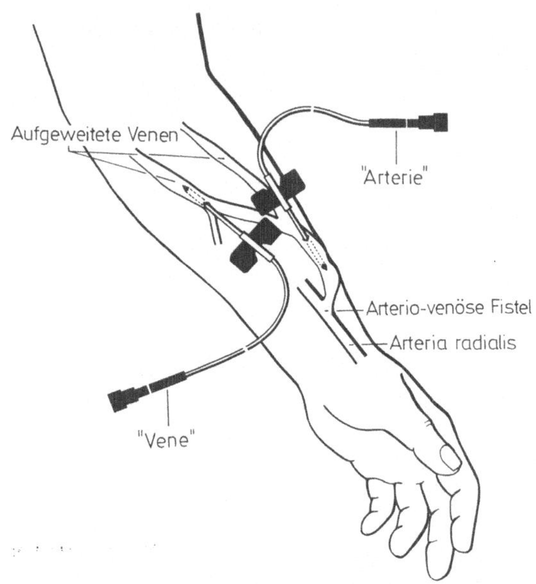

Abb. 10. Schematische Darstellung der Lage der Punktionskanülen bei einer arterio-venösen Fistel am linken Unterarm

Auch die *Reihenfolge der Punktion* ist wichtig: zuerst wird die venöse Nadel eingestochen und über sie die Heparin-Vorspritze gegeben (s. S. 72). Erst danach erfolgt die arterielle Punktion. Durch die *Heparin-Vorspritze* wird zweierlei erreicht:
1. durch Herabsetzung der Gerinnungsfähigkeit des Blutes kommt es bei Auffüllen des extrakorporalen Kreislaufs nicht zur Gerinnung.
2. verhindert sie die Gerinnung in der venösen Kanüle während der Auffüllphase.

Nach der Punktion und dem Anschluß an die Künstliche Niere müssen die Nadeln und die Nadelschläuche gut auf der Haut fixiert werden, damit sie während der Dialyse nicht verrutschen können. An den Einstichstellen kann es mit der Zeit zu einer mehr oder weniger ausgeprägten Verhärtung kommen. Dies läßt sich weitgehend dadurch verhindern, daß die Gefäße immer wieder an verschiedenen Stellen punktiert werden. Wir raten ganz entschieden davon ab, immer wieder die gleichen Stellen zu benutzen oder das gleiche „Loch", da sich in diesen Punktionskanälen fast immer Bakterien ansammeln, die durch die Punktion eingeimpft werden könnten. Der ständige Wechsel der Punktionsstellen ist auch wichtig, um eine Aussackung des Gefäßes (Aneurysma) zu verhindern.

d) Pflege der Fistel zwischen den Dialysen

Nach Beendigung der Dialyse und Entfernen der Nadeln kann es aus den Einstichstellen zu einer Nachblutung nach außen oder unter die Haut kommen. Dadurch werden die nächsten Punktionen mitunter sehr erschwert. Deshalb sollen die Einstichstellen nach jeder Dialyse zunächst für 10 bis 15 Minuten *behutsam* angedrückt (komprimiert) werden. Danach wird ein *lockerer* Verband für ca. 2 Stunden angelegt. Anschließend kann der Arm ohne Verband völlig frei bewegt werden. Starker Druck nach Entfernung der Kanülen oder durch den Verband sollte vermieden werden, da sonst die Funktion der Fistel gefährdet wird.
Durch die Hautdesinfektion vor jeder Dialyse trocknet die Haut leicht aus. Es empfiehlt sich darum, die Haut regelmäßig mit einer einfachen, fettenden Creme einzureiben.

e) Vorteile der Cimino-Fistel

Der entscheidende Vorteil der arterio-venösen Fistel ist, daß es sich dabei um einen sog. inneren Shunt handelt. Dieser ermöglicht dem Patienten auch, ohne besonderen Verband den Arm frei zu bewegen, zu gebrauchen, sowie sich zu brausen oder zu baden. Diese Tatsache trägt ganz entscheidend zur Rehabilitation bei. Die Infektionsgefahr ist weitgehend ausgeschlossen. Auch ein Verschluß ist wesentlich seltener als bei anderen Shunt-Techniken. Infolgedessen sind die Cimino-Fisteln in der Regel viele Jahre zu benutzen.
Es kann auch ohne Bedenken an beiden Armen je eine Fistel angelegt werden, so daß bei den Punktionen von Arm zu Arm gewechselt werden kann.
Wenn immer möglich, sollte als Gefäßzugang die Cimino-Fistel angestrebt werden. Sie gelingt bei fast 90% aller Patienten.

f) Nachteile und Komplikationen der Cimino-Fistel
Operationstechnische Probleme

Manchmal sind die Blutgefäße so zart oder bereits vorgeschädigt, daß die Operation nicht gelingt, oder daß trotz gelungener Operation keine genügende Aufweitung der Venen zustande kommt. Dann besteht aber die Möglichkeit der Anlage einer Cimino-Fistel auf der Gegenseite oder eines Scribner-Shunts am Bein, ggf. kommt auch eine andere atypische Fistel in Betracht (s. IV, 4.).

Punktionsschwierigkeiten

Sie treten am häufigsten dann auf, wenn die Venen nur auf einer kurzen Strecke gut sichtbar oder fühlbar sind. Dadurch liegen die einzelnen Punktionsstellen immer relativ dicht zusammen, so daß zwischen den Dialysen nicht genügend Zeit zur Abheilung der kleinen, durch die Punktion verursachten Gefäßverletzungen bleibt.
Nach jahrelangem Gebrauch werden die Unterarmvenen häufig hart, oft auch enger. Diese derben, verengten Stellen sollten dann für einige Wochen ausgelassen werden. Danach läßt sich oftmals die Punktion ohne Schwierigkeiten erneut durchführen.
Wenn die erweiterten Gefäße stark geschlängelt verlaufen, lassen sich die Nadeln oft nur ein kleines Stück in das Gefäß schieben. Dann ist die sichere Befestigung um so wichtiger.
Eine gelegentliche Fehlpunktion ist keine eigentliche Komplikation, kann allerdings zu einer Blutung unter die Haut (Hämatom) führen und damit die weitere Punktion erschweren. Bei häufigen Fehlpunktionen sollte sich der Patient bzw. die Betreuungsperson jedoch unbedingt an das verantwortliche Zentrum wenden.

Schmerzen

Diese sind durch die besondere Dicke der Kanülen bedingt. Sie lassen mit der Zeit normalerweise nach, da die Haut an den oft punktierten Stellen unempfindlicher wird. Von uns wird großer Wert auf die Selbstpunktion gelegt, da auch die Schmerzen dabei weniger empfunden werden.

Infektion

Eine Infektion ist selten. Gelegentlich kommt es jedoch an einer Punktionsstelle zu einer umschriebenen Entzündung. Solange diese nicht abgeheilt ist, darf in diesem Bereich keinesfalls punktiert werden. Ein solcher Entzündungsherd ist in der Regel massenhaft mit Bakterien besiedelt, die dann durch die Nadel in die Blutbahn eingeschwemmt würden. Bei nicht heilenden, großen und schmerzhaften Entzündungen muß sofort das zuständige Zentrum aufgesucht werden.

Ungenügender Blutumlauf

Außer durch zu große Entfernung der arteriellen Nadel von der Fistel kann der Blutumlauf durch eine entzündliche oder gerinnselbedingte (thrombotische) Verengung, oder infolge von Hämatomen nach Fehlpunktionen, die das Gefäß von außen einengen, geringer werden. Häufig kommt es ohne besondere Behandlung nach einiger Zeit wieder zu einem ausreichenden Fluß. Gelegentlich muß aber eine zweite Cimino-Fistel am anderen Arm angelegt werden. Auf längere Sicht unzureichend ist sicher ein Blutfluß unter 130 ml/min.

Verschluß

Der Verschluß einer Cimino-Fistel ist selten. Eine der häufigsten Ursachen ist ein plötzlicher kurzfristiger oder längerer Blutdruckabfall bei bereits schlecht laufendem Shunt. Bei einem Verschluß, kenntlich am fehlenden Shuntgeräusch, muß umgehend die verantwortliche Dialyseabteilung aufgesucht werden. Dort versucht man durch spezielle Maßnahmen, den Verschluß zu beheben (z. B. Entfernung des Gerinnsels mit besonderen Kathetern, wie Embolektomiekatheter nach Fogarty).

Blutung

Eine Sickerblutung neben den Cimino-Kanülen ist im allgemeinen harmlos und bedarf keiner besonderen Behandlung. Falls eine Sickerblutung jedoch häufig zu beobachten ist, kann sie eine entscheidende Rolle für das Ausmaß der Anämie spielen. Zur Vermeidung von Blutungen nach Entfernung der Kanülen müssen die Punktionsstellen zunächst gut mit sterilen Tupfern komprimiert werden, danach wird ein halbfester Verband für einige Stunden angelegt. Dieser Verband ist deshalb zu empfehlen, da durch die Heparin-Infusion die Blutgerinnung etwa 4 Stunden nach Abschluß erheblich verzögert ist (s. IX.). Bedrohlich sind die Blutungen durch verse-

hentliches Lösen der Blutschläuche während der Dialyse. Durch
Absinken des Blutdruckes im extracorporalen Kreislauf wird dann
ein Alarm ausgelöst, der auch die Blutpumpe anhält. Der arterielle
Druck-Monitor (s. VII, 7.) reagiert sehr schnell. In manchen Geräten ist jedoch nur ein venöser Druck-Monitor eingebaut, (s. VII,
5.), der im Gegensatz zum arteriellen eher träge reagiert: auch größere Blutverluste führen unter Umständen nur zu einem geringen
Druckabfall. Darum muß die untere Begrenzung des venösen
Druckmonitors unbedingt sehr nahe dem jeweiligen venösen Druck
eingestellt werden, damit bereits ein geringfügiger Druckabfall
durch einen Alarm bemerkt wird. Für den Fall einer Blutung müssen jederzeit während der Dialyse Klemmen griffbereit sein, damit
die gelösten Schläuche sofort abgeklemmt werden können.

3. Scribner-Shunt

a) Beschreibung

Der Scribner-Shunt wird entweder am Arm (Abb. 11) oder am Bein
(Abb. 12 u. 13) angelegt. Dabei werden je ein Kunststoffschlauch in
eine Arterie und eine Vene eingenäht und durch zwei kleine Haut-
öffnungen nach außen geleitet. Die Operationstechnik ist schematisch der Abb. 14 zu entnehmen.

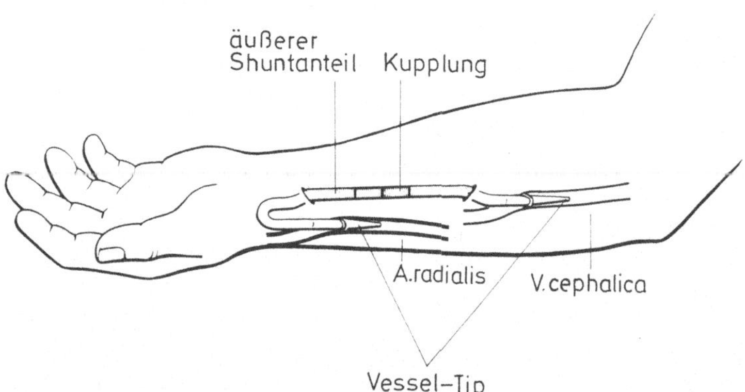

Abb. 11. Scribner-Shunt am linken Unterarm

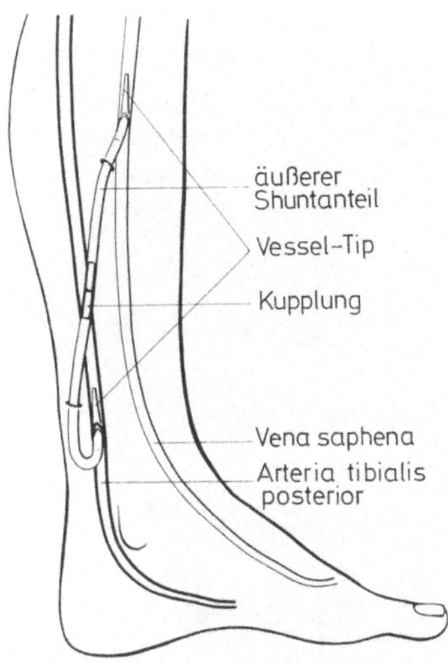

Abb. 12. Scribner-Shunt am linken Unterschenkel

Über den arteriellen Kunststoffschlauch erfolgt der Blutzufluß zur Künstlichen Niere, über den venösen der Rückfluß zum Patienten. Zwischen den Dialysen werden die Schläuche miteinander verbunden. Man nennt diese Art des Shunts darum auch einen „äußeren Shunt" im Gegensatz zu einem „inneren" wie z. B. der Cimino-Fistel.

Arterieller und venöser Shuntanteil werden im allgemeinen gebildet von:

1. der in das Gefäß eingebundenen *Gefäßspitze* (Vessel-tip), einem ca. 3 cm langen Röhrchen aus Teflon, einem relativ starren Kunststoff.

2. dem halb auf den Vessel-tip geschobenen, am Blutgefäß festgebundenen Silastikrohr. Dies wird einige Zentimeter entfernt durch die Haut nach außen geleitet. Silastik, ein besonderer Silikonkautschuk, ist im Gegensatz zu Teflon ein elastischer Kunststoff.

3. Der *Kupplung* — wie die Gefäßspitze aus Teflon — mit deren Hilfe der arterielle und venöse Silastikschlauch außen miteinander verbunden werden. Zum Anschluß an die Künstliche Niere werden der arterielle und der venöse Teil an dieser Stelle getrennt.

Teflon und Silastik sind gut verträgliche Kunststoffe, die jedoch ge-

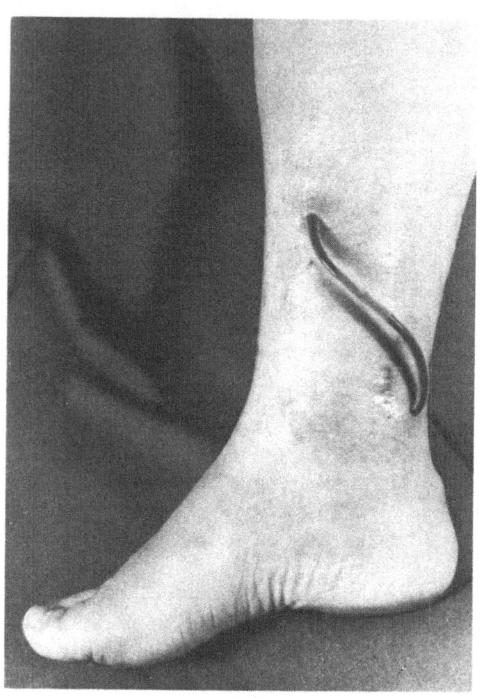

Abb. 13. Scribner-Shunt am rechten Unterschenkel zwischen den Dialysen

genüber den Blutgefäßen manche *Nachteile* haben: so kommt es im Scribner-Shunt leichter zur Blutgerinnung; oder es bleibt ein Leck bestehen, wenn er versehentlich angestochen wird. Vessel-tip und Kupplung sind relativ starr, können jedoch leicht verbiegen oder abknicken, wodurch sie dann unbrauchbar werden. Dagegen läßt sich das Silastikrohr ohne Schaden mit besonderen Klemmen, den *Shunt-* oder *Silastik-Klemmen*, die z. B. zum Anschluß an den Dialysator kurzzeitig nötig sind, abklemmen (Abb. 15).
Der Silastikschlauch verwächst an den Stellen, wo er nach außen geleitet wird, nicht mit der Haut. Infolgedessen besteht hier dauernd eine mögliche Eintrittspforte für Krankheitserreger. Eventueller Zug am Silastikschlauch wirkt sich immer auch an der Verbindung des Shunts mit dem Blutgefäß aus, wodurch die Teflonspitze mitsamt Gefäß verdreht oder abgeknickt werden kann. Darum die

32

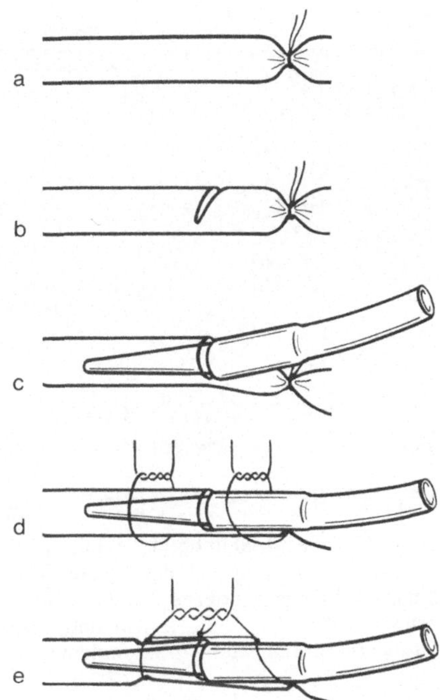

Abb. 14a–e. Wichtigste Operationsphasen bei der Anlage eines Scribner-Shunt: (a) Unterbindung der Vene bzw. Arterie. (b) Eröffnung des Gefäßes. (c) Einführen des Vessel-Tip. (d) Einbinden des Vessel-Tip. (e) Verknüpfung der beiden Fäden

Notwendigkeit, den Scribner-Shunt immer durch einen sterilen Verband zu schützen. Auch dabei ist darauf zu achten, daß der Shunt durch den Verband niemals verdreht oder abgeknickt wird. Für den Fall, daß sich die äußere Shuntverbindung versehentlich löst, muß der Patient jederzeit zwei Shuntklemmen mit sich führen.

b) Kontrolle der Funktion

Wie bei der arteriovenösen Fistel ist bei dem Scribner-Shunt mit dem Stethoskop ein typisches *Shuntgeräusch* feststellbar, das mehrmals täglich überprüft werden muß. In der Regel ist es oberhalb der venösen Teflonspitze am lautesten. Genau wie bei der Cimino-Fistel ist das Shuntgeräusch bei hohem Blutfluß lauter als bei geringem, und der Blutfluß ist wiederum größer bei höherem Blutdruck als bei niedrigem. Das Shuntgeräusch ist bei niedrigerem Blutdruck ent-

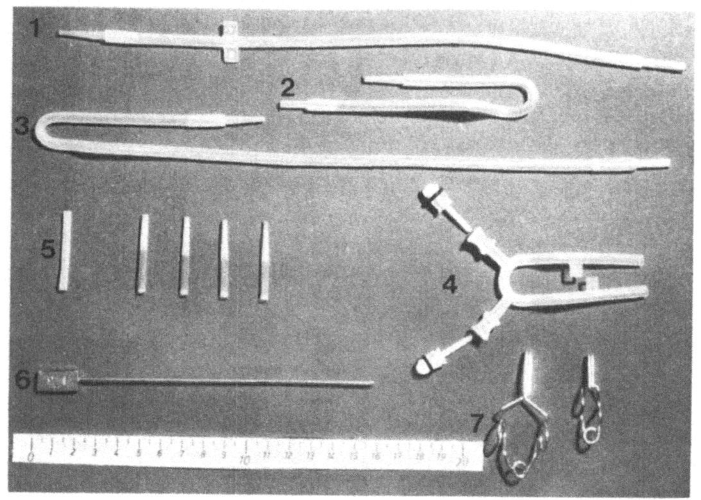

Abb. 15. Silastik-Shuntmodelle mit Vessel-Tip, Kupplung und Zubehör
1. gerader Shunt mit „Flügeln" zur Stabilisierung. 2. Kurzer gebogener
Shunt. 3. Langer gebogener Shunt. 4. Buselmeier-Shunt mit Verschlußkap-
pen. 5. Teflon-Kupplung (links) und Teflon-Vessel-Tips unterschiedlicher
Größe. 6. Führungsstab. 7. Shuntklemmen

sprechend leiser. Es kann sogar trotz durchströmtem Shunt vorübergehend völlig verschwinden. Ein fehlendes Shuntgeräusch ist
jedoch fast immer ein Zeichen eines Shuntverschlusses.
Bei fehlendem Geräusch läßt sich die Durchgängigkeit des Shunts an
der Farbe des durch den Silastikschlauch schimmernden Blutes
überprüfen. Dazu muß der Verband so weit entfernt werden, daß
der Silastikschlauch teilweise sichtbar wird. Bei Durchgängigkeit des
Shunts schimmert das Blut gleichmäßig durch. Der Verschluß zeigt
sich an einer Dunkelfärbung durch das entstandene Gerinnsel. Oder
das Blut hat sich abgesetzt, so daß eine untere dunkle Schicht — das
Gerinnsel — und eine obere helle Schicht — das Blutplasma — un-
terschieden werden können. Versuche, das Gerinnsel aus dem
Shunt zu entfernen *(Shunt-Declotting)* sollen vom Patienten
bzw. der Betreuungsperson nicht unternommen werden. Der Patient soll statt dessen sofort die zuständige Dialyse-Abteilung verständigen bzw. aufsuchen. Lediglich bei großer Entfernung vom zu-

ständigen Dialyse-Zentrum müßten die Patienten bzw. deren Betreuungspersonen ein Shunt-Declotting selbst durchführen, sofern dies im ausbildenden Zentrum erlernt worden ist.

Bei ehemals lautem Shuntgeräusch geht das allmähliche Leiserwerden des Geräusches unter Umständen einem Verschluß längere Zeit voraus. Dann sind besonders häufige Kontrollen mit dem Stethoskop und die Verständigung der Dialyse-Abteilung notwendig. Sofern nur die geringsten Zweifel bestehen, ob der Shunt funktioniert, sollte die zuständige Dialyse-Abteilung verständigt werden.

c) Shuntpflege und Verband

Da der Scribner-Shunt in höchstem Maße durch Infektionen gefährdet ist, sind eine Reihe von *Vorsichtsmaßnahmen* unumgänglich:

1. bei jeder Dialyse muß der sterile Verband erneuert werden.

2. jedes Hantieren am Shunt ist nur mit Mundschutz, frisch gewaschenen Händen und nach Entfernen des äußeren Verbandes mit sterilen Handschuhen erlaubt.

Ferner sind sterile Tücher unterzulegen, und die Umgebung abzudecken.

3. vor jeder Dialyse müssen der Silastikschlauch und die Haut an den Austrittsstellen der Schläuche gründlich mit einem Desinfektionsmittel (z.B. Merfen) gereinigt werden (immer von den Austrittsstellen wegwischen).

4. die Haut an die Austrittsstellen des Silastikschlauchs muß besonders beachtet werden, da eine Entzündung sehr häufig hier beginnt.

Oft haftet an diesen Stellen etwas Schorf, welcher vor der Dialyse mit einer sterilen Pinzette entfernt werden soll. Der Schorf entsteht durch eine geringfügige Blutung, diese wiederum durch eine kleine Verletzung durch die ständige Bewegung des Shuntarmes oder des Shuntbeines.

Durch diese Vorsichtsmaßnahmen kann eine Infektion verhütet und die Funktionsdauer des Scribner-Shunts entscheidend verlängert werden. Jedes unsterile Arbeiten am äußeren Shunt ist gefährlich!

d) Öffnen und Schließen des Shunts

Der Verband darf wegen der Gefahr der Shuntbeschädigung keinesfalls mit einer Schere aufgeschnitten sondern muß immer abgewikkelt werden. Nachdem der Verband entfernt und ein steriles Tuch untergelegt ist, werden auf arteriellen und venösen Shuntanteil je eine Silastik-Klemme gesetzt (niemals die Klemme über der Kupplung ansetzen). Danach wird langsam, ohne den Silastikschlauch zu verdrehen und die Teflonkupplung zu knicken, das eine Silastikrohr von der Kupplung abgeschoben. Die Kupplung wird dann von dem anderen Shuntanteil mit einem Führungsstab (s. Abb. 15, S. 34) entfernt. Es ist darauf zu achten, daß die freien Enden des Shunts nicht unsteril werden, andernfalls müßten sie gründlich mit einem Desinfektionsmittel gereinigt werden. Für die Shuntverbindung ist nur eine völlig unbeschädigte Kupplung zu verwenden, da sonst besonders leicht ein Verschluß auftreten kann.

Das Zubehör für den Anschluß der Künstlichen Niere über einen Scribner-Shunt ist der Tabelle 4 zu entnehmen.

Beim Schließen oder sog. Kurzschließen des Shunts nach Beendigung der Dialyse wird in umgekehrter Reihenfolge vorgegangen.

e) Komplikationen

Verschluß

Der Verschluß ist die häufigste Komplikationsursache. Er entsteht dadurch, daß das Blut in dem Kunststoffschlauch leichter gerinnt als

Tabelle 4. Zubehör für Hämodialyse-Anschluß über einen Scribner-Shunt

Mundschutz, Haube
Desinfektionslösung (z. B. 80% Alkohol, Merfen)
Steril: Glasschale für Desinfektionslösung
      Handschuhe
      2–3 Tücher
      Pinzette
      Tupfer, Kompressen, Mullbinde, elastische Binde
      2 Ansatzschläuche mit Kupplungen
      2 Shuntklemmen
      Klemme für venösen Ansatzschlauch
      Führungsstab (Gr. 13)
      2 Spritzen
      0,9% NaCl-Lösung
      Heparin

in den Blutgefäßen. Da zumeist im Shunt ein Blutgerinnsel (Thrombus) vorliegt, spricht man von Shunt-Thrombose. Der komplette Verschluß ist kenntlich am aufgehobenen Shuntgeräusch.

Als *Ursachen* kommen in Frage:

1. *Abknicken des Shunts,* z. B. Verdrehen (Torquieren) durch falsches Zusammenstecken der Shunt-Schenkel, falsches Verbinden, Verrutschen des Verbandes, Behinderung des Blutstromes, besonders der Vene durch ungünstige Haltung des Armes oder des Beines (z. B. Abwinkelung im Schlaf, langes Sitzen in gleicher Position mit stark abgewinkelten Beinen, langes Stehen in gleicher Stellung, usw.).

2. *Niedriger Blutdruck* (Hypotonie) als die häufigste Ursache für einen Shuntverschluß. Bei Hypotonie ist die häufige Shuntkontrolle daher besonders wichtig.

3. *Infektionen:* auffallend häufig kommt es bei einer Shuntinfektion zu einer Thrombose (s. S. 38).

4. *Bindegewebsbildung* in der Shuntvene oder seltener der Shuntarterie. Dabei entsteht der Verschluß nicht plötzlich, sondern allmählich im Verlauf von Wochen, worauf vorwiegend zwei Zeichen hinweisen können, einmal die erschwerte Blutaufnahme über die Vene (Anstieg des venösen Druckes auch bei niedrigem Blutumlauf (s. VII, 5.), und zweitens die schlechtere arterielle Bluthergabe. Shuntthrombosen und bindegewebige Verengungen des Shunts lassen sich durch röntgenologische Untersuchung mit Kontrastmitteldarstellung des betreffenden Shuntanteils erkennen.

Therapie: bei einem Shuntverschluß muß unmittelbar die zuständige Dialyse-Abteilung verständigt werden. Dort wird versucht, die Durchgängigkeit des Shunts wieder herzustellen. Das geschieht zunächst durch vorsichtige Injektion einer erwärmten Heparin-Kochsalz-Lösung in den verschlossenen Shunt und anschließenden Sog mit der Spritze, oder aber mit Hilfe besonderer Katheter *(Shunt-Declotting).*

Vorbeugung (Prophylaxe): bei Patienten, bei denen die Gefahr eines Scribner-Verschlusses besonders groß ist, z. B. bei Hypotonie oder bereits früher aufgetretenem Verschluß, kann vorbeugend die Blutgerinnung durch Einnahme *gerinnungshemmender Medikamente* (Marcumar u. a.) verzögert werden. Die Dosierung muß dann jedoch regelmäßig, ein- bis zweiwöchentlich, anhand des sog. „Quick-Wertes" oder der Thromboplastinzeit (TPZ) neu festgelegt werden. Bei einer solchen Behandlung ist insbesondere eine vermehrte Blutungsneigung, kenntlich an leichtem Auftreten blauer Flecke unter der Haut (Hämatome), Nasenbluten oder Zahnfleischbluten (s. XIII, 8.) zu beachten.

Falls der Shuntverschluß nicht zu beheben ist, wird ein Versetzen des Shunts, zumindest die Neuanlage eines Teils, des venösen oder arteriellen, am gleichen Arm bzw. Bein oder aber ein kompletter neuer Shunt notwendig.

Infektion

Auch die Infektion des Scribner-Shunt ist aufgrund der Tatsache, daß es sich um einen äußeren Shunt handelt, viel häufiger als bei der Cimino-Fistel. Die Infektion beginnt oft an den Shunt-Austrittsstellen, sichtbar an Rötung und Schwellung, häufig verbunden mit Schmerzen. Sie kann isoliert entweder an der Vene oder der Arterie vorkommen, manchmal ist auch das Blutgefäß selbst entzündet. Gelegentlich tritt dabei neben dem Silastikschlauch eitriges oder blutig-eitriges Sektret aus. Eine Shuntinfektion muß sofort energisch mit Antibiotika behandelt werden, um eine Allgemeininfektion und die durch eine Infektion begünstigte Shuntthrombose zu verhindern. Manchmal läßt sich die Infektion erst nach Entfernung des Shunts beherrschen. Gelegentlich gelangen über den Shunt Bakterien in das Blut, ohne am Shunt selbst eine Entzündung hervorzurufen. Dadurch kann es zu einer schweren Allgemeininfektion (Sepsis) kommen. Dabei ist Fieber ein häufiges, jedoch keineswegs regelmäßiges Symptom.

Blutung

Blutungen sind möglich durch Lösung der äußeren Shuntverbindung, durch Defekt im Kunststoffschlauch und durch Undichtigkeiten beim Übergang vom Blutgefäß zum Vessel-tip bzw. Silastikschlauch. Eine Blutung durch Lösung der äußeren Shuntverbindung ist sofort durch Aufsetzen jeweils einer Klemme am arteriellen und venösen Shuntanteil zu beheben. Erst danach werden die Kunststoffschläuche mit sterilen Handschuhen wieder miteinander verbunden und die Klemmen entfernt.

Sämtliche sonst möglichen Blutungen des Scribner-Shunts müssen zunächst durch Kompression mit sterilen Tupfern zum Stehen gebracht werden. Sofortiges Aufsuchen des Dialysezentrums ist bei stärkeren Blutverlusten erforderlich.

Harmlos ist in der Regel die minimale Blutung an den Austrittsstellen des arteriellen und venösen Shuntanteils. Manchmal jedoch können solche kleinen Blutungen Zeichen einer Shuntinfektion sein (s. S. 38).

Hautatrophie

Gelgentlich bilden sich Haut und Unterhautgewebe über dem Shunt nach längerer Zeit derart zurück, daß der ursprünglich unter der Haut kaum sichtbar liegende Shuntanteil immer stärker hervortritt bzw. freiliegt. Damit erhöht sich das Risiko einer Infektion, so daß das Zentrum zu informieren bzw. zu befragen ist.

4. Andere Shunttechniken

Gelegentlich sind die Unterarmgefäße von vornherein, insbesondere bei sehr zierlichen Personen, oder infolge vorangegangener Infusionen oder nach Shuntkomplikationen für eine Fistel nicht oder nicht mehr geeignet. Es kann auch sein, daß die Unterarm- und Unterschenkelgefäße für einen Scribner-Shunt verbraucht sind. Nach Ausschöpfung der erwähnten Standard-Methoden kommen dann eine Reihe anderer Gefäßoperationen bzw. Shunts in Frage, die hier nur kurz aufgezeigt werden sollen (s. Abb. 5).

Die wichtigsten *modifizierten arterio-venösen Fisteln* sind:

a) die Oberarmfistel zwischen der Armarterie (Arteria brachialis) und einer benachbarten Vene.

b) Unterarm- oder Oberarmfistel unter Zwischenschaltung einer Eigen- oder Fremdvene, zumeist einer Vene des Oberschenkels (sog. *Vena-saphena-Transplantat)*.

c) Unterarm- oder Oberarm- oder Oberschenkelfistel unter Zwischenschaltung eines Fremdgefäßes. Dabei wird zur Zeit am häufigsten eine Arterie vom Rind benutzt, die besonders präpariert worden ist *(Bovine Carotis)*. Diese fremden Gefäße können entweder gerade verlaufend oder U-förmig angelegt werden.

d) Unterarm- oder Oberarmfistel oder Oberschenkelfistel unter Zwischenschaltung von künstlichem Material; (z. B. *Sparks-Mandril-Prothese*).

Diese Shunt-Operationen sind durchweg komplizierter als die Anlage einer typischen Cimino-Fistel am Unterarm. Sie sind deshalb in der Regel nur durch einen Chirurgen auszuführen. Diese Fisteln sollten zudem erst 4–6 Wochen nach gründlicher Einheilung punktiert werden, so daß gelegentlich eine Überbrückung mit Hilfe von Peritonealdialysen notwendig wird (s. XVIII.). Daneben gibt es eine Reihe von *modifizierten Scribner-Shunts,* die nach ihren Erfindern benannt sind.

Der *Buselmeier-Shunt,* z. B. am Unterarm (s. Abb. 15, S. 20), ist vielleicht der wichtigste, während der *Thomas-Shunt* und der *Allen-Brown-Shunt,* beide am Oberschenkel, wegen des größeren Infektionsrisikos nur sehr selten angewandt werden.

5. Einzel-Nadel-Technik (Single-Needle-Technik)

Bei der Single-Needle-Technik wird an Stelle der sonst üblichen doppelten Punktion das arterialisierte Blutgefäß nur mit einer Nadel an einer Stelle punktiert. Die Nadel wird über eine Ypsilon-Stück mit den (üblichen) arteriellen und venösen Blutschläuchen verbunden. Diese werden durch Magnetklemmen vor der Blutpumpe bzw. unterhalb der Venenkammer abwechselnd geöffnet und geschlossen: In der Phase, in der das arterielle Ventil geöffnet ist, bleibt das venöse geschlossen und umgekehrt (Abb. 16 a u. b). Der Rhythmus, in dem sich arterielle und venöse Klemme öffnen bzw. schließen, wird durch Einstellen einer bestimmten Zeit an einem besonderen *Single-Needle-Gerät* festgelegt. Andere, ähnliche Geräte reagieren auf Druckänderungen im System: Bei Öffnen der arteriellen Klemme und Verschluß der venösen nimmt das Blutvolumen im blutführenden System zu, wodurch es zu einem Druckanstieg kommt. Bei Erreichen eines vorgegebenen Druckes wird das arterielle System abgeklemmt, das venöse geöffnet. Dieses schließt sich nach Abfall auf einen eingestellten unteren Druckwert und so fort.

Als charakteristisch für die Single-Needle-Technik sei auf folgende Punkte hingewiesen:

a) es kommt zu einer Verminderung des maximalen Blutflusses gegenüber der sonst üblichen Dialyse. Die Verminderung des Blutflusses ergibt sich durch den Umstand, daß das arterielle System abwechselnd geöffnet und geschlossen wird (bzw. die Blutpumpe ein- und ausschaltet). Für einen ausreichenden Blutfluß ist daher eine möglichst hohe Blutpumpengeschwindigkeit erforderlich. Es werden darum für die Single-Needle-Technik vielfach großlumige Nadeln empfohlen, die andererseits für die Standard-Dialyse eher vermieden werden.

b) teilweiser Rückfluß bereits dialysierten Blutes in das arterielle System (sog. Rezirkulation). Die teilweise Rezirkulation ist dadurch bedingt, daß bei Öffnen des arteriellen Systems die Kanüle und das Schlauchsystem bis zur Y-Teilung bereits dialysiertes Blut enthalten. Zum Teil wird durch die Blutpumpe auch aus dem venösen System Blut angesaugt. Darum soll das Y-Stück möglichst kurz sein und die venöse Klemme nahe der Y-Teilung angreifen. Die ungün-

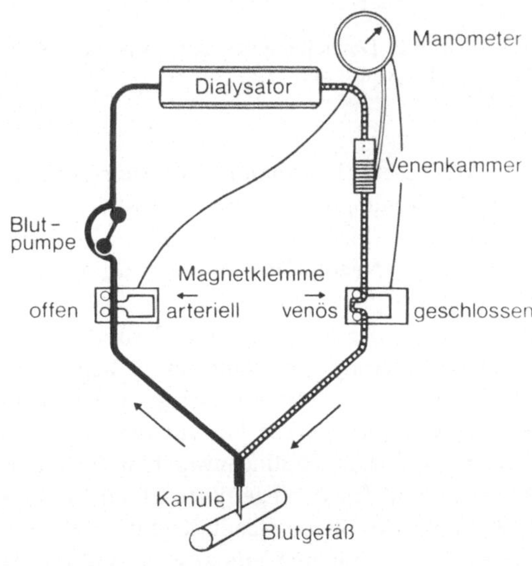

Arterielle Magnetklemme geöffnet

Abb. 16a. (Legende s. S. 42)

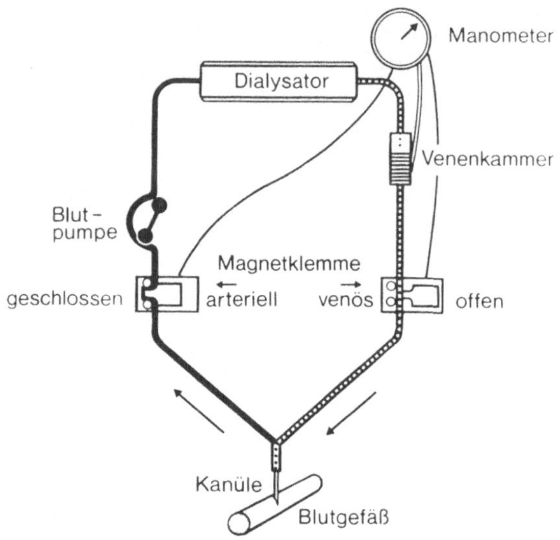

Abb. 16a u. b. Darstellung des extracorporalen Kreislaufs bei Single-Needle-Technik. (a) arterielle Hergabe freigegeben. (b) venöser Rücklauf freigegeben

stige Menge an „Pendelblut" ist ferner umso größer, je kürzer die arterielle Öffnungsphase eingestellt ist.

Durch den geringeren Blutumlauf und die teilweise Rezirkulation ist die Single-Needle-Dialyse etwas weniger (ca. 15–20%) effektiv als die Standard-Dialyse.

Die Vorteile der Single-Needle-Technik — Schonung des Shunts und Verminderung der Schmerzen — liegen auf der Hand.

Im Gegensatz zur vielfach geäußerten Meinung ist die Single-Needle-Dialyse jedoch gerade bei gut funktionierendem Cimino-Shunt zu empfehlen. Die Routineanwendung für die nächtliche, d. h. während des Schlafes durchgeführte Heimdialyse, ist dann problematisch, wenn die Single-Needle-Geräte nicht voll und sicher in die Überwachungseinheiten einbezogen sind. Andererseits wird diese Technik vielfach zur Schonung schwer punktierbarer Fisteln oder bei den modifizierten arterio-venösen Fisteln, die manchmal nur kurze Punktionsstrecken haben, angewandt.

42

V. Wasseraufbereitung für die Hämodialyse

1. Gründe für die Wasseraufbereitung

Die Waschlösung, das Dialysat, wird aus dem Konzentrat, einer konzentrierten Lösung der erforderlichen Salze, und *Leitungswasser* hergestellt. Leitungswasser ist jedoch kein reines „Wasser", sondern enthält eine Reihe organischer Stoffe und Mineralien. Der Gehalt an gelösten und ungelösten Bestandteilen wechselt häufig, z. B. in Abhängigkeit von der Gegend, der Jahreszeit (Regenfälle, Dürreperioden), dem allgemeinen örtlichen Wasserverbrauch u. a. Gröbere Verunreinigungen des Leitungswassers, sog. Schwebstoffe, werden in der Regel durch einen Wasserfilter bereits in den Wasserwerken zurückgehalten.

Ein Problem für die Hämodialyse-Behandlung ist *hartes Wasser,* das große Mengen an Kalzium- und Magnesiumsalzen enthält. Die Wasserhärte wird teilweise noch in deutschen Härtegraden (°dH) angegeben. Ein °dH entspricht einem Kalzium- bzw. Magnesiumgehalt von 7,1 mg/l bzw. 4,3 mg/l, entsprechend 0.35 mval/l Kalzium oder Magnesium. Falls dieses harte Wasser für die Waschlösung benutzt wird, kann die normale Konzentration dieser Salze bzw. Elektrolyte im Blut überschritten werden (hohes Konzentrationsgefälle von Dialysat- zum Blutkompartment). Es kommt dann u. U. zu gefährlichen Auswirkungen auf die Herzfunktion und den Blutdruck (Hartwasser-Syndrom, s. XI, 4.). Darum müssen für Hämodialysezwecke mindestens die Härtebildner Kalzium und Magnesium durch eine besondere Aufbereitung des Leitungswassers entfernt werden.

2. Möglichkeiten der Wasseraufbereitung

a) Wasserenthärter

Die Enthärter erhalten eine mit Kochsalz beschickte Austauschermasse aus Kunstharz, die Kalzium und Magnesium bindet und dafür Natrium freisetzt. Es entsteht dadurch *Weichwasser,* das aber einen Natriumgehalt aufweist, der dem gebundenen Kalzium-Magnesium-Anteil entspricht. Dies muß bei der Dialysatherstellung durch entsprechend geringeren Kochsalzgehalt im Konzentrat oder durch Änderung der Mischpumpeneinstellung berücksichtigt werden (s. VI, 2. a).

Die Austauschermasse eines Enthärters kann nicht unbeschränkt Kalzium und Magnesium binden und Natrium freisetzen, sondern muß von Zeit zu Zeit erneuert (regeneriert), d. h. neu mit *Kochsalz* beschickt werden. Je härter das Leitungswasser ist, umso häufiger ist diese Regeneration des Enthärters notwendig.

Aus Sicherheitsgründen sollte regelmäßig, am besten vor jeder Dialyse, eine *Weichwasserprobe* erfolgen:

in ein kleines verschließbares Gefäß werden etwa 20 ml Weichwasser eingefüllt und dann 1–2 Tropfen einer fertigen Seifenlösung (z. B. Culligan-Soap Solution) zugesetzt. Bei einwandfrei weichem Wasser entsteht nach kräftigem Schütteln eine 1–2 cm hohe Schaumschicht, die mindestens 2 min bestehen bleiben muß.

Nach jeder *Regeneration* muß der Enthärter zunächst gründlich gespült werden, da sonst beträchtliche Mengen von Natrium ins Dialysat gelangen könnten.

Der Vorteil der Wasserenthärtung ist die Wirtschaftlichkeit durch niedrigen Anschaffungspreis des Gerätes und geringe laufende Kosten. Ein Nachteil ist jedoch die regelmäßig notwendige Regeneration und die Gefahr einer Kalzium- und Magnesiumvergiftung (Hartwasser-Syndrom) bei Versagen bzw. Erschöpfung des Enthärters. Außerdem siedeln sich im Gerät im Laufe der Zeit Bakterien an, da sie in dem Salz einen guten Nährboden finden. Die Bakterien selbst können zwar nicht durch die intakte Dialysemembran gelangen, u. U. aber ihre Abbauprodukte, sog. „pyrogene Substanzen", durch die fieberhafte Reaktionen beim Patienten auftreten können.

b) Entsalzungsanlagen

Entsalzungsanlagen haben den großen Vorteil, daß praktisch alle Salze aus dem Leitungswasser entfernt werden, so daß immer ein gleichbleibend zusammengesetztes Wasser mit dem Konzentrat zum Dialysat gemischt wird, dessen Zusammensetzung entsprechend immer konstant bleibt. Entsalzungsanlagen sind wesentlich teurer als die einfacheren Enthärtungsgeräte. Sie haben vor allem die Konsequenz, daß alle normalen Metalleitungen und -Vorratsbehälter durch hochwertigen Stahl (V4A) oder Kunststoffe wie PVC ersetzt werden müssen, da voll entsalztes Wasser sehr aggressiv ist, d. h. es löst Metalle wie Zink, Blei, Kupfer, die für den Patienten gefährlich sein könnten. Vollentsalzungsanlagen müssen ähnlich wie Enthärter regeneriert werden, und wie bei Enthärtern ist eine bakterielle Verunreinigung häufig.

c) Umgekehrte Osmose

Das seit einigen Jahren bekannte Verfahren der Wasseraufbereitung durch umgekehrte Osmose wird schon in großem Umfang in der Industrie angewandt, z. B. zur Herstellung von Trinkwasser aus Meerwasser. Das Prinzip besteht darin, daß Rohwasser wie Leitungswasser unter einem Druck von 15–40 kg durch eine feinporige Membran aus Cellulose-Acetat oder Polyamid (Nylon) gepreßt wird. Auf diese Weise werden mehr als 90% aller gelösten Bestandteile des Rohwassers entfernt. Das durch umgekehrte Osmose gewonnene Wasser (Permeat) ist auch pyrogenfrei. Die Umkehrosmose-*Geräte* sind bisher sehr teuer. Ihre Lebensdauer kann durch Kombination mit einem vorgeschalteten Enthärter erheblich verlängert werden. Bisher wurden Umkehrosmose-Anlagen für die zentrale Wasseraufbereitung auf Dialyse-Stationen eingesetzt. Inzwischen gibt es jedoch auch Einzelgeräte für die Heimdialyse. Sie lassen sich so konstruieren, daß sie im Dialysegerät mit untergebracht werden können. Damit hätte man eine optimale Lösung für die Heimdialyse, die sich sicher mehr und mehr durchsetzen wird, zumal in den letzten Jahren der Reinheit des Wassers für Dialysezwecke verstärkte Aufmerksamkeit gewidmet wurde.

VI. Dialysat

In Kapitel III war ausgeführt worden, daß zur Dialyse eine Waschlösung (Dialysat) benötigt wird, die an der Membran entlangläuft.
Im Folgenden werden ihre Herstellung und Zusammensetzung erläutert, ferner werden die Systeme beschrieben, die für ein einwandfreies Dialysat und seinen Fluß durch den eigentlichen Dialysator sorgen.
Alle diese technischen Anlagen befinden sich meistens in *einem* Gerät, das gleichzeitig der *Überwachung* dient. Es handelt sich also zumeist um ein *Dialysataufbereitungs-* und *Dialyse-Überwachungsgerät* (s. VII.).

1. Dialysatherstellung

Die meisten Hämodialyse-Geräte verbrauchen etwa 500 ml Dialysat/min. Für eine 8-stündige Dialyse werden demnach etwa 250 l Waschlösung benötigt. Diese kann vor jeder Dialyse in einem Tank vorbereitet werden, oder sie wird erst während der Dialyse kontinuierlich durch maschinelle Mischung des aufbereiteten Leitungswassers mit Konzentrat hergestellt. Man nennt diese unterschiedlichen Verfahren *Tank-* und *Proportionierungssystem.*

a) Tanksystem

In einem großen, z. B. 100 l fassenden Tank, wird eine abgemessene Menge aufbereiteten Leitungswassers mit einer ebenfalls abgemessenen Menge Konzentrat versetzt und gut vermischt. Die Zusammensetzung der so hergestellten Waschlösung wird vor Dialysebeginn chemisch oder mit einem Leitfähigkeitsinstrument (s. VI, 3. a) überprüft und korrigiert. Damit sind Komplikationen von seiten des Dialysats während der Dialyse weitgehend ausgeschlossen. Die Herstellung der Waschlösung ist zwar einfach und wenig störanfällig, jedoch sehr zeitraubend, zumal je nach Tankgröße das Dialysat während der Dialyse neu angesetzt werden muß. Ein weiterer Nachteil des Tanksystems ist sein Raumbedarf. Auch die bakterielle Verunreinigung des Dialysats im Lauf der Dialyse ist ein Problem.

Tanksysteme gibt es *in verschiedenen Ausführungen:*

1. das aus dem Tank kommende Dialysat fließt einmal durch den Dialysator und wird dann verworfen (sog. Einmal-Durchfluß oder „Single-Pass-System").

2. das Dialysat durchströmt den Dialysator mehrmals und wird jedesmal wieder zum Tank zurückgeleitet (sog. *Rezirkulation*). Dadurch nimmt mit der Zeit die Konzentration der harnfplichtigen Stoffe im Tank immer mehr zu, das Konzentrationsgefälle zwischen Blut und Dialysat infolgedessen ab. Entsprechend vermindert sich die Effektivität allmählich. Darum wird je nach Tankgröße die Waschlösung während der Dialyse ein- bis zweimal gewechselt (Abb. 17a).

3. eine Kombination von Rezirkulation und Singlepass (*Rezirkulations-Single-pass-System*): das System enthält meist 2 unterschiedlich große Tanks. In einem ca. 10 l fassenden Tank, der sog. Dialysierkammer, rezirkuliert das Dialysat mit hoher Geschwindigkeit durch den Dialysator, im allgemeinen eine Spulenniere. Ein kleiner Teil des rezirkulierten Dialysats, ca. 500 ml/min, wird ständig verworfen und durch die entsprechende Menge frischer Waschlösung aus einem großen, etwa 120 l fassenden Tank ersetzt (Abb. 17b).

b) Regenerations- (sog. „Redy") -System

Die Besonderheit dieses Systems, das im Grunde noch zu dem Tanksystem gehört, liegt darin, daß die durch den Dialysator geflossene Dialysierlösung durch eine *Austauscherpatrone* gepumpt und somit dort von Schlackenstoffen (u. a. Kreatinin, Harnstoff und Kalium) befreit wird und sodann zum Dialysatbehälter zurückfließt.

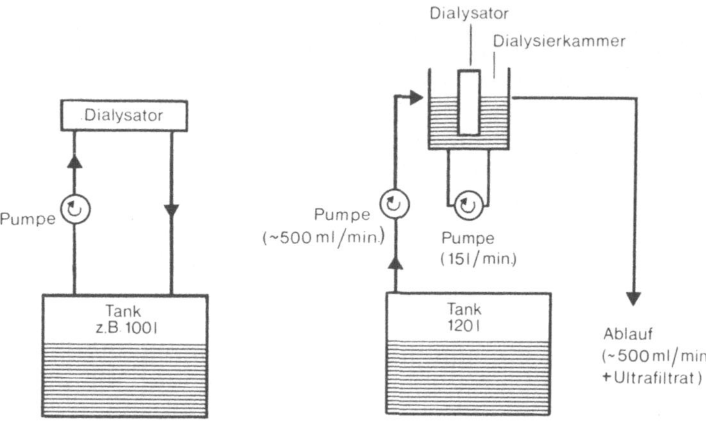

Abb. 17a–d. Möglichkeiten der Dialysatzubereitung und des Dialysatdurchflusses. (a) Tanksystem mit Dialysat-Rezirkulation. (b) Rezirkulations- Single-pass-System (RSP). (c) Proportionierungssystem mit Single-pass. (d) Dialysat-Regeneration (Redy-System)

48

Dort werden kontinuierlich Kalzium und Magnesium und bei Bedarf Kalium zugesetzt. Diese Zusätze sind notwendig, da die Austauscherpatrone u. a. auch Kalzium, Magnesium und Kalium bindet (Abb. 17d).

Vom Dialysatbehälter aus läuft das regenerierte Dialysat zum Dialysator, dann wieder zur Austauscher-Patrone (Absorber) usw. Durch diesen Vorgang der Dialysat-Regeneration wird der Waschlösungsverbrauch auf wenige Liter beschränkt. Zur Herstellung des Dialysats vor Beginn der Dialyse eignet sich jedes Trinkwasser, das mit einer bestimmten Menge Konzentrat versetzt wird. Das System ist unabhängig von einem direkten Wasseranschluß und -ablauf und benötigt auch keinen Enthärter oder dergleichen. Es ist somit leicht transportierbar und ermöglicht dem Patienten beispielsweise Ferienreisen ohne Abhängigkeit von einem Dialysezentrum. Eine entsprechende Ausbildung an diesem Gerät ist jedoch unbedingt erforderlich.

c) Proportionierungssystem

Das Proportionierungssystem dient der Dialysatherstellung während der Dialyse. Dies geschieht mit Hilfe hydraulisch oder elektrisch betriebener Dosierpumpen und Ventile, oder elektronischer Steuerung durch *dauernde Mischung des aufbereiteten Leitungswassers mit Konzentrat in einem festgelegten Verhältnis.* Das Mischungsverhältnis ist meist 1 Teil Konzentrat und 34 Teile Leitungswasser. 10 l Konzentrat sind demnach ausreichend für eine 8-stündige Dialyse bei einem einmaligen Dialysatdurchfluß von 500 ml/min (Singlepass-System) (Abb. 17c). Da die Zusammensetzung der Waschlösung nur in sehr engen Grenzen schwanken darf (max. 5% nach oben oder unten), muß die richtige Dialysatzusammensetzung unbedingt kontinuierlich überwacht und angezeigt werden. Das geschieht mit einem *Leitfähigkeitsinstrument,* das über eine Alarmanlage bei Überschreiten einer bestimmten Abweichung nach oben oder nach unten die Dialyse unterbricht (s. VI, 3. a und VII, 1.).

Durch ihre komplizierte Bauweise sind die Proportionierungssysteme relativ anfällig und auch teuer. Sie bieten jedoch andererseits viele Vorteile für den Patienten — z. B. kürzere Dialyse-Vorbereitungszeit oder kleinere Abmessungen der gesamten Anlage, bessere hygienische Bedingungen — so daß zur Zeit *in den meisten Heim-dialysegeräten dieses System* verwandt wird.

2. Dialysatzusammensetzung

In Tabelle 5 ist die Zusammensetzung einer gängigen Waschlösung der Konzentration der entsprechenden Substanzen im Blut gegenübergestellt. Traubenzucker (Glukose) wird nur noch ausnahmsweise zugesetzt. Es fällt auf, daß einige *Elektrolyte* — insbesondere Natrium und Kalium — in der Waschlösung in niedrigerer Konzentration als im Blut vorliegen, andere dagegen in gleicher oder höherer Konzentration. Zum besseren Verständnis werden im folgenden die wichtigsten Elektrolyte kurz besprochen:

a) Natrium

Wie bereits erwähnt, ist der Natriumüberschuß des Organismus (sog. positive Natriumbilanz) hauptverantwortlich für die Hypertonie bei Nierenkranken. Durch Einschränkung der Kochsalzzufuhr und Förderung der Ausscheidung läßt sich die Hypertonie vielfach bessern.

Bei der Dialyse wird, aufgrund der etwas geringeren Konzentration von Natrium im Dialysat gegenüber dem Blut, dem Patienten Natrium entzogen. Dieser Effekt wird noch wesentlich unterstützt durch die Ultrafiltration, durch welche neben Wasser auch Kochsalz

Tabelle 5. Zusammensetzung üblicher Dialysierlösungen, vergl. mit den entsprechenden Elektrolyten im Serum

	Dialysat (mval/l)	Serum (mval/l)
Natrium	135–140	140
Kalium	0–3,0	4,0
Calcium	3,5	5,0
Magnesium	1,0–1,5	1,5
Chlorid	105	105
Bicarbonat	Ø	25
Acetat	32	Ø

50

entzogen wird. Durch die Dialyse und Ultrafiltration von Salz und Wasser wird bei mehr als 90% aller Dialysepatienten der Blutdruck normalisiert.

Der Natriumgehalt industriell hergestellter Konzentrate ist für Mischung mit weitgehend elektrolytfreiem Wasser gedacht und berechnet. Bei Herstellung des Dialysats mit enthärtetem Wasser enthält dieses jedoch je nach Wasserhärte bis zu 10 mval/l Natrium. Dies muß entweder bei der Auswahl des Konzentrates berücksichtigt werden, oder die Proportionierungspumpe im Dialysegerät muß so eingestellt werden, daß entsprechend weniger Konzentrat gefördert wird.

b) Kalium

Für Kalium besteht zwischen Blut und Dialysat ein großes Konzentrationsgefälle, damit die bei Dialysebeginn erhöhte Serum-Kalium-Konzentration (Hyperkaliämie) sicher beseitigt wird. Aufgrund der niedrigen Kaliumkonzentration der Waschlösung besteht bei Dialyseende häufig kurzfristig eine verminderte Kaliumkonzentration im Blut (Hypokaliämie). Durch Kaliumzufuhr mit der Nahrung kommt es jedoch infolge der geringen oder fehlenden Urin- und damit Kaliumausscheidung sehr schnell wieder zu einem Anstieg des Serum-Kaliums. Bei Einhaltung der üblichen Diät (s. XIV, 6.) und 3 Dialysen wöchentlich ist die Gefahr einer Kaliumvergiftung relativ gering. Falls jedoch aus irgendwelchen Gründen eine Dialyse um mehr als einen Tag verschoben werden muß (z. B. Maschinendefekt, Shuntprobleme), drohen dem Patienten durch Kaliumzufuhr mit der Nahrung größte Gefahren. Die Beschränkung der Kaliumzufuhr ist um so wichtiger, als die bei Hyperkaliämie unter Umständen lebensbedrohlichen Herzrhythmusstörungen oft ohne andere, bereits auf die Hyperkaliämie hinweisende Symptome auftreten können.

Die Hypokaliämie bei Dialyseende ist meist bedeutungslos. Nur bei Patienten, die wegen Herzinsuffizienz *Digitalispräparate* (z. B. Digimerck, Novodigal) einnehmen müssen, könnte es leicht zu Herzrhythmusstörungen kommen (s. XI, 1.). Darum wird bei diesen Patienten in der Regel eine Waschlösung mit höherer Kaliumkonzentration, z. B. 2–3 mval/l, verwandt. Dabei ist dann allerdings auf eine um so strengere diätetische Kaliumbeschränkung zu achten.

c) Calcium

Eine Besonderheit des Serum-Calciums besteht darin, daß etwa 40% an Serum-Eiweiß gebunden und darum nicht dialysabel sind. Die Konzentration des „freien" nicht an Eiweiß gebundenen Calciums beträgt normalerweise 2,5–3,0 mval/l, so daß bei der genannten Dialysat-Calcium-Konzentration von 3,5 mval/l Calcium aus der Waschlösung in das Blut übertritt. Aus verschiedenen Gründen (u. a. verminderte Calciumaufnahme im Darm) ist bei chronischer Niereninsuffizienz und bei Dialysepatienten die Calcium-Konzentration im Serum häufig erniedrigt. Durch die Dialyse läßt sich diese im allgemeinen vollkommen normalisieren. Offenbar gelingt es auf diese Weise, die häufig fortschreitenden Knochenveränderungen bei Dialysepatienten (renale Osteopathie) zu bessern. Ein Calciumgehalt des Dialysats von mehr als 4 mval/l, z. B. bei Defekt oder „Erschöpfung" des Enthärters, führt zum *Hartwasser-Syndrom* (s. XI, 4. b) oder zur Verkalkung verschiedener Organe, insbesondere der Blutgefäße.

d) Acetat

Bei Niereninsuffizienz häufen sich infolge fehlender Ausscheidung verschiedene saure Stoffwechselprodukte im Blut an. Diese Übersäuerung (Acidose) kann durch sog. alkalisierende Substanzen ausgeglichen werden. Eine solche alkalisierende oder Puffersubstanz ist Natrium-Bicarbonat, das bei vielen Nierenkranken zur Behandlung der Acidose dient, solange eine Dialysebehandlung noch nicht notwendig ist. Bei der Dialyse werden zwar einige saure Schlackenstoffe wie z. B. Phosphate entfernt. Zum besseren Ausgleich der Übersäuerung wird jedoch dem Dialysat eine *alkalisierende Substanz* in höherer Konzentration als sie im Blut vorliegt, zugesetzt. Aus technischen Gründen (besonders wegen besserer Wasserlöslichkeit) verwendet man in der Regel Acetat, welches nach Übertritt ins Blut im Organismus in Bicarbonat umgewandelt wird, und damit die Übersäuerung ausgleicht.

3. Systeme im Dialysataufbereitungsgerät

Die folgenden Beschreibungen beziehen sich auf die am häufigsten in der Heimdialyse benutzten *Proportionierungssysteme* zur Dialysatbereitung und die entsprechenden Systeme, die für den Fluß eines einwandfreien Dialysats verantwortlich sind.

a) Leitfähigkeitsinstrument

Die Waschlösungsherstellung während der Dialyse birgt große Gefahren in sich, wenn nicht die richtige Zusammensetzung der Dialysierlösung kontinuierlich überwacht wird. Das geschieht mit Hilfe des Leitfähigkeitsinstrumentes. Dieses arbeitet nach dem Prinzip, daß Salzlösungen elektrischen Strom leiten, wobei die Leitfähigkeit um so größer wird, je konzentrierter eine solche Salzlösung — in diesem Fall Dialysat — ist. Da *Kochsalz* (Natrium-Chlorid) der Hauptbestandteil der Waschlösung ist, wird ihre Leitfähigkeit weitgehend von der Natrium-Konzentration bestimmt. Das Leitfähigkeitsinstrument eignet sich entsprechend auch nur zur Überwachung des Kochsalzgehaltes des Dialysates. Dagegen beeinflussen die niedrigen Dialysat-Calcium- und -Kalium-Konzentrationen die Leitfähigkeit nur unwesentlich. Selbst Schwankungen des Kalium- oder Calciumgehaltes um 100%, z. B. durch Ausfall des Wasserenthärters, die für den Patienten lebensbedrohlich sein können, bewirken nur eine minimale, nicht ablesbare Veränderung der Leitfähigkeit.

Das Leitfähigkeitsinstrument ist so geeicht, daß bei richtiger Waschlösungszusammensetzung die Anzeige auf „0" steht oder die Natrium-Konzentration (z. B. 135 mval/l) direkt angezeigt wird. Teilweise wird auch die Leitfähigkeit selbst angegeben. Dabei wird die Leitfähigkeit in der offiziellen Maßeinheit Milli-Siemens (mS) angezeigt. Der Normalwert für das Dialysat liegt bei etwa 13 mS. Bei einigen Geräten zeigt das Leitfähigkeitsinstrument den Wert gar nicht an, sondern gibt nur Alarm bei falscher Dialysatzusammensetzung. Abweichungen um 3–5% nach oben (entsprechend höhere Natrium-Konzentration) oder unten (entsprechend niedrigere Natrium-Konzentration) dürfen nicht auftreten. Deshalb wird bei *Überschreitung der eingestellten Grenzwerte die Waschlösung am*

Dialysator vorbeigeleitet (sog. Bypass), sowie optischer und akustischer Alarm gegeben.

Da die elektrische Leitfähigkeit außer vom Salzgehalt von der Temperatur der Lösung abhängt — höhere Temperatur führt zu besserer Leitfähigkeit — sind die Leitfähigkeitsinstrumente der meisten Dialysegeräte temperaturkompensiert, d. h. sie gleichen die temperaturbedingten Schwankungen aus, so daß sie tatsächlich nur die Gesamtkonzentration der Salze anzeigen.

Durch Oxydation oder Verschmutzung der Meß-Elektroden kann die Leitfähigkeit verändert werden. Ferner ist zu beachten, daß Luftblasen an den Meßelektroden die Anzeige stören. Für eine sichere Dialysebehandlung ist darum unbedingt die regelmäßige Durchsicht und ggf. Neueinstellung des Leitfähigkeitsinstrumentes mit nachfolgender Waschlösungskontrolle erforderlich.

b) Dialysatfluß

Die meisten Dialysegeräte mit Proportionierungssystem arbeiten mit einem *Dialysatdurchfluß* von ca. 500 ml/min. Dieser Dialysatfluß wird auch bei Änderungen des Druckes im Dialysatkompartment konstant gehalten. Die Durchflußmenge wird meist mit einem Schwimmer in einem Schauglas angezeigt. Wenn Dialysat wegen einer Störung oder bei Vorbereitung des Gerätes am Dialysator vorbeigeleitet wird, (sog. *Bypass*), fällt der Schwimmer auf „0" ab. Sonst kommt eine Abnahme des Dialysatflusses am ehesten durch Luftansammlung im Dialysatsystem zustande. Dies geschieht am häufigsten durch ungenügende Entgasung des aufbereiteten Wassers in der Maschine oder Ansaugen von Luft über die Ansatzstücke (am ehesten bei hohem Dialysatunterdruck).

c) Dialysatunterdruck (Negativdruck)

Zur Ultrafiltration mit der Künstlichen Niere kommt es nur, wenn ein Druckgefälle zwischen blutführendem System und Dialysat besteht (s. III, 2.). In Plattendialysatoren und Kapillarnieren fließt das Blut im Gegensatz zu den Spulennieren mit geringem Flußwiderstand, entsprechend übt das Blut nur einen geringen Druck auf die Membranen aus. Dieser reicht nicht für eine stärkere Ultrafiltration. Darum wird bei Plattendialysatoren und Kapillarnieren im Dialysatsystem ein *Unterdruck* bzw. *Negativdruck* erzeugt, der den gleichen flüssigkeitsentziehenden Effekt hat wie der positive Druck im blutführenden System der Spulenniere.

Der Unterdruck in der Waschlösung wird mit einer Unterdruckpumpe hergestellt. Er läßt sich durch unterschiedliche Einstellung (Geschwindigkeit) dieser Pumpe oder durch Verengen der Dialysatleitung zum Dialysator variieren: *je größer der Negativdruck, umso größer ist die Ultrafiltration.* So kann die Ultrafiltration je nach Notwendigkeit erfolgen. Das ist ein großer Vorteil gegenüber der Spulenniere, bei der es aufgrund des großen inneren Widerstandes und des entsprechend hohen Positivdruckes auf der Blutseite zwangsläufig zu einer stärkeren Ultrafiltration kommt, die gegebenenfalls durch Infusionen während der Dialyse korrigiert werden muß.

Durch *zu hohen Dialysat-Unterdruck* können eine Reihe von *Komplikationen* auftreten:

1. Muskel-, besonders *Wadenkrämpfe* durch gleichzeitigen Flüssigkeits- und Natriumentzug (s. XI, 6.).

2. *Blutdruckabfall* (Hypotonie) durch zu starke Ultrafiltration, da die Flüssigkeit zunächst aus dem Blutgefäßsystem entfernt wird (s. XI, 2.) und langsamer aus den Geweben nachströmt.

3. *Membranruptur:* die meisten Dialysemembranen erlauben nur einen Druck von etwa 400 mm Hg. Bei Überschreiten dieses Druckes kommt es möglicherweise zu einem Einreißen der Membran (Membranruptur). Dies führt zu einem Blutverlust in das Dialysat (sog. Blutleck). Da die Dialysemembran vor allem aber auch empfindlich gegen plötzliche Druckänderungen im System ist, soll zur Vermeidung von Membranrupturen ein hoher Dialysatunterdruck immer nur langsam eingestellt werden.

4. *Eintritt von Luft* in das Dialysatsystem: bei hohem Unterdruck kann Luft durch Undichtigkeit an den Schlauchansatzstücken angesaugt werden. Sie sammelt sich zunächst im Dialysatsystem an und kann so die Dialyse beeinträchtigen. Die Luft kann aber auch teilweise aus dem Dialysatsystem über die Membran in das blutführende System gelangen. Das zeigt sich z. B. in einem häufigen Absinken des Blutspiegels in der Venenkammer.

Infolge *zu geringen Dialysatunterdruckes* kommt es zu ungenügender Gewichtsabnahme. Deshalb muß bei jeder Dialyse der erforderliche Negativdruck beachtet werden (s. X, 3.).

d) Dialysattemperatur

Die Waschlösung muß auf Körpertemperatur erwärmt werden, da sonst das Blut in der Künstlichen Niere abgekühlt würde. Eine geringe Abnahme der Körpertemperatur des Patienten wäre nicht gefährlich, sondern würde sich lediglich durch Frösteln bemerkbar machen.

Gefährlich ist die *Überhitzung* des Dialysats über 42°C, wie sie bei einem Defekt des Thermostaten der Dialysatheizung vorkommen kann. Das kann zu einem Zerfall roter Blutkörperchen (Hämolyse) führen.

Beim Aufheizen der Waschlösung wird die in kaltem Wasser gelöste Luft frei. Durch diese Luftansammlung kann der Dialyseeffekt beeinträchtigt werden, eventuell tritt auch Luft durch die Membran in das Blutkompartment über und sammelt sich dann in der Venenkammer an. Deshalb haben die meisten Dialyseaufbereitungsgeräte eine *Dialysatentgasung*.

e) Dialysatkreislauf

Die Abb. 18 zeigt ein vereinfachtes Schema des wasserführenden Systems in einem Dialysegerät mit Proportionierung. Von Gerät zu Gerät bestehen gewisse Unterschiede, prinzipiell sind diese jedoch nicht sehr groß.

Konzentrat und aufbereitetes Leitungswasser gelangen zur Propor-

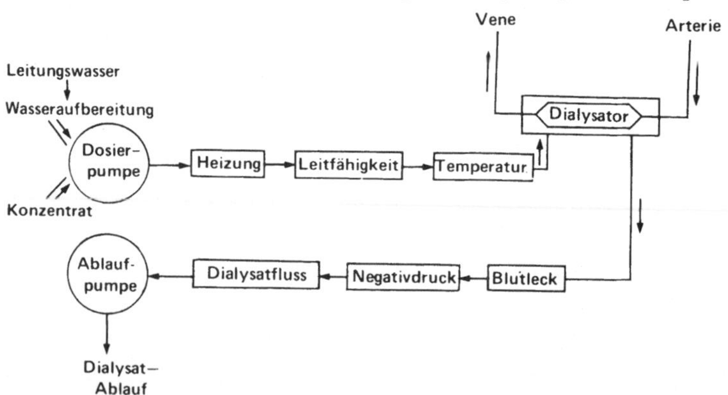

Abb. 18. Schematische Darstellung des Dialysatflusses bei einem Proportionierungs-System mit Single-pass (Erläuterung s. Text)

tionierungspumpe (Dosierpumpe), wo 1 Teil Konzentrat mit 34 Teilen Wasser zu Dialysat gemischt wird. Dieses wird erwärmt und teilweise durch eine Unterdruckpumpe entgast. Anschließend werden die Temperatur und die Leitfähigkeit kontrolliert. Das Dialysat gelangt dann über den Durchflußmesser zum Dialysator. Bei falscher Temperatur oder Leitfähigkeit wird das Dialysat am Dialysator vorbeigeleitet (Bypass). Mit Hilfe der Dialysatunterdruckpumpe wird die Waschlösung durch die Künstliche Niere gesaugt. Hinter dem Dialysator wird die Waschlösung auf evtl. Blutbeimengungen überprüft (s. VII, 4.). In manchen Geräten wird die Temperatur des anfließenden Dialysats ausgenutzt, um über einen Wärmeaustauscher das zulaufende aufbereitete Wasser vorzuwärmen.

4. Reinigung des Dialysatsystems

Wie bereits erwähnt, sind die Poren der Dialysemembran so klein, daß sie von Bakterien oder Viren nicht passiert werden können. Das bedeutet, daß die Waschlösung nicht unbedingt steril, d. h. keimfrei sein muß. Sie ist jedoch, besonders wenn sie Glucose enthält und infolge ihrer Temperatur von 37°, ein guter Nährboden für Krankheitserreger. Diese Keime vermehren sich im Dialysat vorwiegend an den Ansatzstellen der Schläuche und in den Pumpen und Ventilen. Wenn solche Keime dann in großer Zahl in der Waschlösung absterben, werden Abbauprodukte frei, die zum Teil die intakte Membran ohne weiteres durchschreiten können. Diese organischen Substanzen nennt man *Pyrogene,* da sie zu Fieber und Schüttelfrost während der Dialyse führen können (s. XI, 7.).
Es ist also unbedingt erforderlich, das Dialysegerät regelmäßig, nach oder vor jeder Dialyse *gründlich zu reinigen und zu desinfizieren.* Das geschieht durch Spülen des Dialysatkompartments mit 80–90° heißem Wasser (sog. *Hitzedesinfektion*), mit 120° heißem, gesättigtem Wasserdampf oder mit einem chemischen Desinfektionsmittel wie Formalin (2–4%ig), Chlorbleiche, Maranon, Sporotal (sog. *chemische Kaltdesinfektion*). Bei Reinigung mit einem Desinfektionsmittel ist ein längeres Nachspülen des Dialysatkompartments mit Wasser wichtig. Aus Gründen der Sicherheit haben viele Dialysegeräte ein *automatisches Desinfektionsprogramm,* welches vor oder nach jeder Dialyse ablaufen muß.

VII. Dialyseüberwachungsgerät (Monitor)

Einleitung

Unter einem Monitor versteht man ein *Kontrollsystem,* das bestimmte Funktionen eines Gerätes oder des Organismus *überwacht* und bei Störungen einen optischen und/oder akustischen Alarm auslöst. Bei der Hämodialyse, besonders bei der Heimdialyse, sind Monitoren notwendig, um ohne dauernde Überwachung durch eine Hilfsperson auszukommen. Sie ermöglichen die *sichere apparative Überwachung der Dialysebehandlung* auch während des Schlafes. Im Falle einer Störung und eines Alarms wird die Dialyse so lange unterbrochen, bis die betreffende Störung behoben ist (sog. *„Fehler-Sicherheits-Prinzip").* Selbstverständlich muß das Gerät immer so aufgestellt werden, daß die Instrumente im Blickfeld und besonders in Reichweite des Patienten liegen. Die einwandfreie Funktion jedes Monitors muß vor jeder Dialyse gewissenhaft überprüft werden.

Bei den meisten Dialysegeräten sind die Monitoren mit dem Dialysat-Aufbereitungssystem in einem Gerät untergebracht. Die neueren Dialysegeräte verfügen meist über folgende Alarmeinrichtungen:

a) Leitfähigkeitsmonitor
b) Dialysatunterdruckmonitor
c) Temperaturmonitor
d) Blutleckdetektor
e) Monitor für den venösen Druck im extracorporalen Kreislauf
f) Luftdetektor
g) Monitor für den arteriellen Druck bzw. Fistelmonitor

In Abb. 19 und Abb. 20 ist schematisch für das *blutführende System*

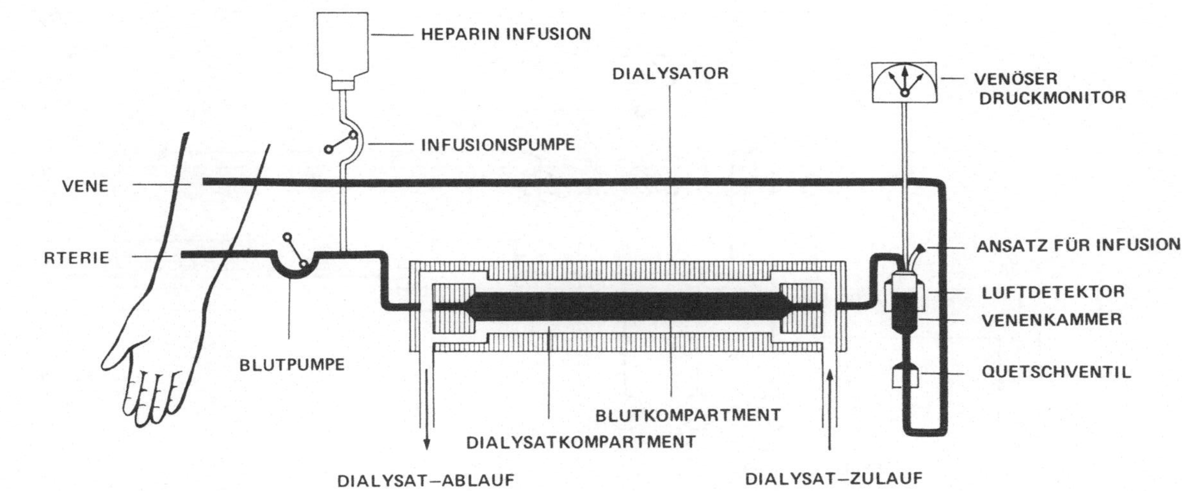

Abb. 19. Blutführendes System einer Künstlichen Niere mit Monitoren im extracorporalen Kreislauf (Erläuterung s. Text)

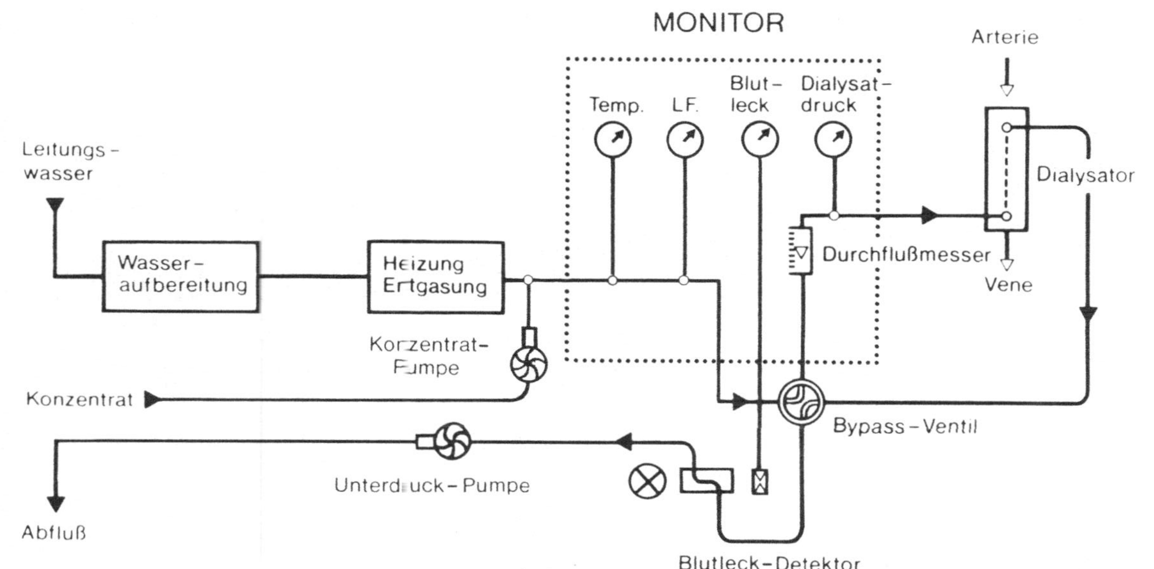

Abb. 20. Dialysatführendes System mit Monitoren bei Dialysat-Proportionierung und Single-pass (LF = Leitfähigkeitsmonitor; Erläuterung s. Text)

und das *Dialysatsystem* gezeigt, an welcher Stelle die einzelnen Funktionen überwacht werden. Die Monitoren sind entweder so geschaltet, daß bei einem Alarm die Dialyse völlig unterbrochen wird, also auch die Blutpumpe abgestellt wird, so daß kein Blut mehr durch den Dialysator fließt, oder aber bei manchen Störungen im Dialysatsystem (Leitfähigkeit, Dialysatdruck, Temperatur) wird lediglich die Waschlösung auf „Bypass" umgestellt, d. h. das Dialysat durchläuft nicht mehr die Künstliche Niere, sondern gelangt unmittelbar zum Ablauf. Das Blut fließt dagegen weiter durch den Dialysator, was jedoch unbedenklich ist. Die Alarme setzen oft absichtlich mit einer Verzögerung von mehreren Sekunden ein, da kurzfristiges Überschreiten bestimmter eingestellter Grenzwerte ungefährlich ist.

Im Folgenden werden die einzelnen Kontrollsysteme der Reihe nach kurz erläutert. Die häufigsten an den Monitoren ablesbaren Störungen sind im Kapitel XII über technische Komplikationen der Dialyse zu finden.

1. Leitfähigkeitsmonitor

Von den genannten Monitoren ist die Leitfähigkeitsüberwachung bei den Geräten mit Proportionierungssystem vielleicht am wichtigsten. Falls während einer Dialyse ein Defekt an diesem Instrument eintritt, darf die Dialyse keinesfalls fortgesetzt werden.

Die Arbeitsweise wurde bereits im Kapitel VI, 3. a) beschrieben. Demnach zeigt das Leitfähigkeitsinstrument die Gesamtkonzentration der Elektrolyte im Dialysat oder die Abweichung von dem angestrebten Wert an. Die Leitfähigkeit darf keinesfalls um mehr als 5% nach unten oder oben abweichen. Bei Überschreiten der verstellbaren Grenzwertkontakte gibt das Gerät einen optischen und akustischen Alarm. Gleichzeitig wird das Dialysat an der Künstlichen Niere vorbeigeleitet, bis die Störung behoben ist (sog. Bypass).

Am Leitfähigkeitsinstrument soll von dem Patienten grundsätzlich nichts verstellt werden, sondern eventuell notwendige Veränderungen der Einstellung dürfen nur von dem Personal der zuständigen Dialyseabteilung vorgenommen werden. Eine regelmäßige routinemäßige Überprüfung gerade dieses Instrumentes, einschließlich einer Waschlösungskontrolle, ist unbedingt erforderlich. Von seiten des Patienten können im allgemeinen nur kleinere Störungen des Leitfähigkeitsmonitors erkannt und behoben werden, z. B. die dauernde Schwankung oder die konstante Abweichung der Leitfähigkeitsanzeige bei reichlicher Luftbeimengung im Dialysat.

2. Dialysatunterdruckmonitor (Negativdruckmonitor)

Wie bereits erwähnt, erfolgt bei Plattendialysatoren und Kapillarnieren die *Ultrafiltration* hauptsächlich durch einen *Unterdruck im Dialysat (Negativdruck)*. Entsprechend der erforderlichen Gewichtsabnahme wird bei jeder Dialyse ein bestimmter Negativdruck eingestellt: Einstellung eines zu geringen Negativdruckes führt zu ungenügender Ultrafiltration und Gewichtsabnahme; zu hoher Negativdruck zu übermäßig starker Ultrafiltration und Gewichtsabnahme.

Auch der Monitor für den Negativdruck hat in der Regel obere und untere Grenzwertkontakte, über die ein akustischer und optischer Alarm ausgelöst wird. Auch bei Alarm des Dialysatdruckmonitors kommt es zur Umleitung des Dialysates in „Bypass", und unter Umständen bleibt die Dialysat-Unterdruckpumpe stehen. Durch Luftbeimengungen im Dialysat kann der Negativdruck relativ stark schwanken. Darum sollen die Zeiger für den oberen und unteren Grenzwert nicht zu nahe bei dem vorher eingestellten Wert stehen. Wichtig ist ferner, daß der obere Grenzwert nicht höher als „0" eingestellt wird, also *nicht in den Positivdruckbereich:* falls der Druck im Dialysat tatsächlich einmal positiv wird und dann die Membran reißt, ist nämlich ein Übertritt der unsterilen Waschlösung in das Blutkompartment möglich (zumindest dann, wenn der Druck im Blutkompartment niedriger ist als der Positivdruck im Dialysatkompartment: Druckgefälle von der Dialysat- zu der Blutseite).

Der *eingestellte Negativdruck* soll jeweils *notiert* und am Ende der Dialyse mit dem Gewichtsverlust verglichen werden, damit man nach einiger Zeit einen *Überblick* über den *für eine bestimmte Gewichtsabnahme nötigen Negativdruck* bekommt.

62

3. Temperaturmonitor

Die gleichmäßige Dialysattemperatur um 37°C wird durch einen *Thermostaten* gewährleistet. Bei Ausfall der Heizung oder Defekt des Thermostaten würde die Dialysattemperatur absinken oder ansteigen. Darum hat auch der Temperaturmonitor obere und untere Grenzwertkontakte, bei deren Überschreiten ein Alarm ausgelöst und die Dialyse unterbrochen wird: entweder wird kein Dialysat mehr gefördert oder es fließt im Bypass ab.

4. Blutleckdetektor

Über einen Blutleckdetektor wird ein Alarm ausgelöst, wenn infolge eines Membranrisses (Ruptur) Blut in die Waschlösung übertritt. Membranrupturen treten am häufigsten bei Dialysebeginn und bei hohem Druck auf die Membran auf (hoher Negativdruck und/oder hoher venöser Druck).
Die meisten Blutleckmonitoren arbeiten mit Hilfe einer Fotozelle, die bei Veränderungen der Lichtdurchlässigkeit der Waschlösung, bei Trübung infolge Blutbeimengungen, einen akustischen und optischen Alarm auslöst. Bei einem Blutleckalarm geht das Dialysat auf Bypass, die Blutpumpe und je nach Gerät die Dialysatunterdruckpumpe werden ausgeschaltet.
Die Empfindlichkeit des Blutdetektors ist verschieden einstellbar. Meist gibt das Instrument bei einer Blutkonzentration oberhalb von 0,5 ml/1000 ml Waschlösung, also bei einer Verdünnung von 1 : 2000, einen Alarm, teilweise auch bereits bei niedrigerer Konzentration. Diese Blutbeimengung ist mit bloßem Auge nicht erkennbar. Die Rupturen sind oft nur winzige, mikroskopisch kleine Defekte in der Membran. Nur ein größeres Blutleck führt zur Rosa- oder Rotfärbung der Waschlösung. Falscher Alarm ist möglich durch:
a) Luftbeimengung im Dialysat, besonders bei hohem Negativdruck,
b) Niederschlag schwerlöslicher Dialysatbeimengungen, besonders von Kesselstein, am Detektorglas. Dieses muß darum regelmäßig gereinigt werden.
Über das Verhalten bei einem echten Blutleckalarm s. XII.

5. Monitor für den venösen Druck
(im extracorporalen Kreislauf)

Der venöse Rücklaufdruck wird mit einem Manometer gemessen, welches über eine Druckleitung an die Venenkammer angeschlossen ist. Die Druckleitung sollte eine Membran haben, die bei plötzlichem starkem Druckansteigen das Eindringen von Blut in das Dialysegerät (Gefahr der Übertragung von Hepatitis u. a.) verhindert. Auch dieser Monitor hat verstellbare obere und untere Grenzwertkontakte, bei deren Überschreiten ein akustischer und optischer Alarm ausgelöst wird. *Bei Alarm des venösen Druckmonitors wird die Blutpumpe ausgeschaltet,* teilweise werden auch die Blutschläuche durch besondere Quetschventile abgeklemmt.

Da die venöse Druckanzeige relativ träge auf Druckänderungen reagiert, sollen die Grenzwertkontakte möglichst nahe dem angezeigten Druck eingestellt werden. In jedem Fall muß der untere Grenzwertanzeiger deutlich über „0" stehen, da sonst kein Alarm ausgelöst wird. Die *Höhe des venösen Rücklaufdruckes* ist im wesentlichen abhängig:

a) von *Blutumlauf* bzw. der *Blutpumpeneinstellung:* in der Regel wird bei jeder Dialyse etwa die gleiche Blutpumpengeschwindigkeit eingestellt, so daß damit ein bestimmter Venendruck festgesetzt ist.

b) vom *Widerstand in der aufnehmenden Vene* (sowohl dem venösen Blutsystem einschließlich der Kanüle wie auch dem Gefäß selbst).

Bei einem einwandfrei funktionierenden *Scribner-Shunt* ist der Widerstand (= Druck) in der Shuntvene oft nur 10–20 mm Hg hoch. In diesem Fall wird während der Dialyse am venösen Blutschlauch eine Schraubklemme angesetzt, durch die der Widerstand und entsprechend der Druck in der Venenkammer auf den erwünschten Wert von etwa 40–60 mm Hg erhöht werden kann. Das geschieht einmal, um eine genügende Ultrafiltration zu erreichen, ist aber auch unbedingt notwendig, damit der untere Grenzwertanzeiger deutlich über „0" eingestellt werden kann, da sonst bei evtl. Druckabfall kein Alarm ausgelöst würde.

Bei Patienten mit *Cimino-Fistel* herrscht in dem aufnehmenden Gerät im allgemeinen ein Druck von 40–80 mm Hg, entsprechend beträgt bei einem Blutumlauf von 200 ml/min der venöse Rücklauf-

druck etwa 40–80 mm Hg, je nach Lage und Weite der Punktionskanülen.

Der Venendruckmonitor ist unentbehrlich sowohl zur Feststellung
von Druckänderungen im extracorporalen Kreislauf als auch zur
Abschätzung des Flüssigkeitsentzuges während der Dialyse. Wie bereits erläutert, wird die Ultrafiltration bestimmt durch den Blutumlauf, Dialysatunterdruck und positiven Druck im Blutkompartment,
der dem venösen Rücklaufdruck entspricht.

Die Einstellung des venösen Rücklaufdruckes und des Dialysatdruckes in Abhängigkeit von der erforderlichen Ultrafiltration wird
im Kapitel X über die praktische Durchführung der Dialyse näher
beschrieben.

Komplikationen durch zu hohen venösen Druck sind:

1. zu hohe Ultrafiltration.

Die starke Ultrafiltration verursacht häufig Muskelkrämpfe, Kopfschmerzen und evtl. einen Blutdruckabfall (s. XI).

Konstant hoher venöser Druck im Verlauf mehrerer Dialysen ist
fast immer ein Hinweis auf Shuntprobleme. Aus diesem Grund ist
dann die zuständige Dialyseabteilung zu informieren.

2. Membranruptur.

Die Membranruptur verursacht nur bei einem großen Blutleck einen Abfall des Druckes in der Venenkammer. Normalerweise wird
jedoch vorher ein Blutleckalarm ausgelöst.

Veränderungen des venösen Druckes bei Dialyse sind häufig. Die
wichtigsten *Ursachen* und *Abhilfen* sind stichwortartig in Tabelle 6
zusammengefaßt.

6. Luftdetektor (Monitor für die Höhe des Blutspiegels in der Venenkammer bzw. Luftfalle)

Bei Eintritt von Luft in das blutführende System sammelt sich diese
in der Venenkammer an und führt hier zum Absinken des Blutspiegels. Die gesamte Kammer kann sich so mit Luft füllen und schließlich kann Luft über den venösen Blutschlauch in den Patienten-
kreislauf gelangen. Diese sog. *Luftembolie* ist eine der bedrohlich-
sten Komplikationen der Hämodialysebehandlung (s. XI, 9.).

Die Wirkungsweise der Luftdetektoren beruht am häufigsten auf

Tabelle 6. Veränderungen des venösen Druckes während der Dialyse

	Ursachen	Abhilfe
a) Zunahme des Venen-druckes	1. Veränderte Nadellage (z. B. der Gefäßwand anliegend)	1. Nadellage korrigieren, u. U. neu punktieren
	2. Venenstauung oberhalb der Nadel bzw. des Scribner-Shunts durch Kleidung, Abwinkelung des Armes u. a.	2. Stauung beheben
	3. Veränderte Körperhaltung: Druck im Sitzen höher als im Liegen (führt nur zu geringem Druckanstieg)	3. Ggf. Begrenzungsanzeigen verändern
	4. Venenkrampf („Spasmus"): typisch sind die starken Schwankungen des Venendrucks	4. Löst sich zumeist von allein nach kurzer Zeit, ggf. Wärmeanwendung
	5. Gerinnsel bzw. Materialfehler in der venösen Kanüle oder venösem Scribner-Shunt-Anteil	5. Ca. 10 ml 0,9% NaCl-Lösung in venösen Kanülenschlauch (bzw. Scribner-Vene) injizieren, bei hohem Widerstand neu punktieren
	6. Gerinnsel in der Venenkammer	6. Venenkammerwechsel
	7. Zurücknahme des Dialysatdruckes während der Dialyse	7. Begrenzungsanzeigen verändern
	8. Venöser Blutschlauch abgeknickt	8. Knick beseitigen
	9. Allmähliche Einengung der Vene, im Verlauf mehrerer Dialysen	9. (vorbeugend) andere Vene punktieren; bei Scribner-Shunt Dialyse Zentrum verständigen
b) Abnahme des Venen-druckes	1. Erhöhung des Dialysatdrucks	1. Begrenzungsanzeigen des venösen Druckmonitors verändern (untere Begrenzung unbedingt über „0")
	2. Verminderte Bluthergabe durch Veränderung	2. Nadellage korrigieren, ggf. neu punktieren

Tabelle 6 (Fortsetzung)

Ursachen	Abhilfe
der arteriellen Nadellage	
3. Verminderte Bluthergabe durch Blutdruckabfall	3. Blutpumpe u. Negativdruck zurückstellen, ggf. Infusion von 0,9% NaCl-Lösung
4. Veränderung der Körperhaltung (s. o.)	4. Begrenzungsanzeigen des venösen Druckmonitors verändern
5. Arterieller Blutschlauch abgeknickt	5. Knick beseitigen
6. (unbeabsichtigtes) Herausziehen der venösen oder arteriellen Kanüle (z. B. Bewegung beim Schlaf)	6. Entspr. Kanülenschlauch abklemmen (Kompression an der Punktionsstelle), Blutpumpe ausschalten, neu punktieren und Dialyse fortsetzen
7. Lösung einer Blutschlauchverbindung	7. Entspr. Kanülen- oder Blutschlauchabklemmen. Blutpumpe bis zur Wiederherstellung der Verbindung ausschalten
8. Blutleck (gibt vorher Alarm über Blutleckdetektor)	8. Dialyse-Abschluß Für 6, 7 und 8 gilt: bei stärkerem Blutverlust Dialyse-Abteilung verständigen

der Leitung von Ultraschall im niedrigen Frequenzbereich (Luftdetektoren, die mit Ultraschall im hohen Frequenzbereich oder mit einer Lichtquelle und einer Fotozelle arbeiten, haben sich nicht bewährt). Die *Änderung der Schalleitung durch Luft* in der Venenkammer oder dem Venenschlauch dicht unter der Kammer wird von dem Ultraschallempfänger registriert und löst einen optischen und akustischen Alarm aus.

Bei einem *Alarm des Luftdetektors* wird das venöse Blutsystem unterhalb der Venenkammer *automatisch abgeklemmt* sowie die *Blutpumpe ausgeschaltet*. Bei einigen Geräten wird gleichzeitig das arterielle Blutsystem abgeklemmt.

Ein falsch-positiver Luftdetektor-Alarm entsteht unter Umständen durch eine während der Dialyse notwendige rasche Infusion über die Venenkammer, durch die sich hier kleine Luftbläschen ansammeln können.

Für den Dialyseanschluß und -abschluß, bei dem die Künstliche Niere mit Kochsalz aufgefüllt wird und bei dem unweigerlich der Flüssigkeits- bzw. Blutspiegel in der Venenkammer sinkt, haben die Luftdetektoren oft einen *Alarmunterdrückungsschalter,* durch den der Alarm maximal 3 min unterdrückt werden kann.

Die wichtigsten *Ursachen für das Eindringen von Luft* in das blutführende System sind:

a) *die Blutpumpe:* diese übt in der Regel einen Sog im arteriellen Blutschlauch sowie an einem Infusionssystem (z. B. Heparininfusion) aus, wenn dieses versehentlich vor der Blutpumpe in den arteriellen Blutschlauch mündet. Bei einer Undichtigkeit der Schlauchverbindung bzw. Leerlaufen der Infusion würde durch den von der Blutpumpe erzeugten Unterdruck vor der Blutpumpe Luft angesaugt. Heparin- oder andere Infusionen sollen daher grundsätzlich *hinter* der Blutpumpe in den arteriellen Blutschlauch einlaufen. Auch bei Lösen oder Abknicken der arteriellen Blutschlauchverbindung (z. B. Herausrutschen der Punktionsnadel während des Schlafes) gelangt leicht Luft in das System. Als zusätzliche Sicherung haben viele Dialysegeräte darum einen sog. Fistel-Monitor bzw. arteriellen Druckmonitor (s. u.).

b) *Hoher Dialysatunterdruck:* auch hier wird bei Undichtigkeit des Schlauchsystems Luft angesaugt, die sich zunächst im Dialysat ansammelt, aber zum Teil über die Dialysemembran in das Blutkompartment gelangen kann. Besonders bei schlechter Dialysatentgasung kann ein kleiner Teil der beim Erwärmen der Waschlösung frei gewordenen Luft ebenfalls durch die Dialysemembran in das Blut gelangen.

7. Monitor für den arteriellen Druck und Kissenschalter

Der arterielle Druckmonitor überwacht die Druckverhältnisse zwischen dem arteriellen Gefäßanschluß und der Blutpumpe. *Es ist also keinesfalls das gleiche wie der Blutdruck des Patienten!* Bei ungenügender Bluthergabe kommt es infolge Sogs der Blutpumpe zu einem größeren Unterdruck und bei Überschreiten des unteren Grenzwertanzeigers zu einem Alarm, durch den die Blutpumpe ausgeschaltet wird; umgekehrt wird durch Luft im arteriellen System, z. B. bei Lösung der arteriellen Blutschlauchverbindung, der Druck in Richtung „0" ansteigen und einen Alarm auslösen.

Der arterielle Druckmonitor soll so eingestellt werden, daß der untere Begrenzungsanzeiger ca. 15 mm Hg unter dem zunächst angezeigten Wert steht, der obere leicht unter „0".

Der sog. Kissenschalter („Mausalarm") registriert eine ungenügende arterielle Bluthergabe, indem sich eine kissenartige Erweiterung am arteriellen Blutschlauch nicht mehr prall füllt oder durch den Sog der Blutpumpe ganz zusammengezogen wird. Diese mangelnde Füllung löst einen Alarm aus, durch welchen die Blutpumpe ausgeschaltet und das arterielle Blutsystem abgeklemmt wird.

VIII. Blutpumpe

Die verschiedenen arterio-venösen Shunts und Fisteln liefern zwar die zur Dialyse erforderliche Blutmenge von mindestens 150 ml/min. Bei Anwendung von Spulendialysatoren läßt sich jedoch ein ausreichend hoher Blutfluß infolge des hohen Widerstandes nur mit Hilfe einer Blutpumpe erreichen. Auch bei der Dialyse über eine arterio-venöse Fistel und einen Plattendialysator oder eine Kapillarniere ist eine Blutpumpe erforderlich, da der Widerstand in der Cimino-Vene oder — Kanüle einen ausreichenden Blutfluß verhindern würde. Lediglich die Dialyse über einen Scribner-Shunt und einen Plattendialysator bzw. eine Kapillarniere wird noch gelegentlich ohne Blutpumpe durchgeführt.

Der am häufigsten verwandte Blutpumpentyp ist die sog. *Rollenpumpe.* Ihre um eine gemeinsame Achse rotierenden Rollen engen den arteriellen Blutschlauch durch Druck gegen ein Widerlager jeweils an einer bestimmten Stelle ein und transportieren so das Blut weiter (Abb. 21). Am arteriellen Blutschlauch ist zum Einlegen in die Blutpumpe ein besonders elastisches Blutpumpensegment (z. B. aus Weich-PVC oder Silikon-Kautschuk) vorgesehen. Die *Förderleistung* der Pumpe läßt sich durch Veränderung der Umdrehungszahl oder des Pumpenandruckes variieren. Zu geringer Rollendruck führt zu ungenügendem Blutfluß und entsprechend zu ungenügender Dialyse und Ultrafiltration. Zu starke Kompression kann zur Beschädigung des Blutschlauches sowie zur Auflösung roter Blutkörperchen führen (Hämolyse). Außerdem ist der Blutumlauf vom Innendurchmesser, der Dicke und der Elastizität der verwandten Blutschläuche abhängig. Darum entspricht einer bestimmten Blutpumpengeschwindigkeit keineswegs immer der gleiche Blutumlauf. Der Blutfluß muß darum von Zeit zu Zeit gemessen werden, z. B.

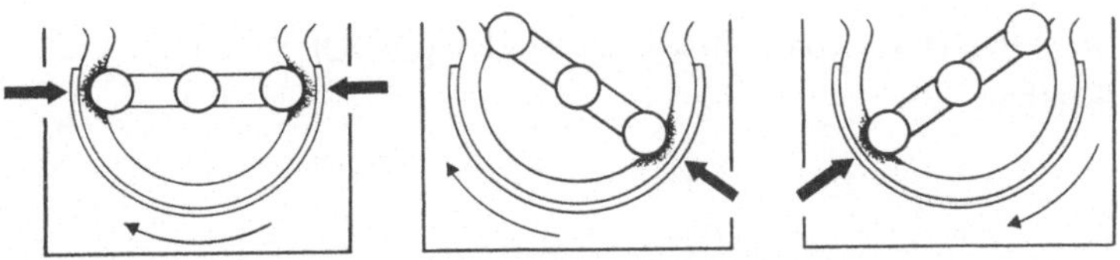

Abb. 21. Schematische Darstellung der Wirkungsweise einer Rollenpumpe (Erläuterung s. Text)

durch Injektion einer kleinen Luftblase in den Blutschlauch. Über die Durchführung der Blutumlaufmessung (s. X, 3. e.)

Bei Pumpen mit direkter Anzeige des Umlaufes muß diese gelegentlich neu eingestellt werden, insbesondere nach Übergang auf ein neues Blutsystem oder nach Veränderung der Rolleneinstellung.

Die wichtigste *Komplikation* bei Anwendung einer Blutpumpe ist die Luftembolie (s. VII, 6.). Es wurde bereits erwähnt, daß neben dem Luftdetektor der Monitor für den arteriellen Druck die Funktion hat, Luft im extracorporalen Kreislauf zu registrieren und damit eine Luftembolie zu verhindern.

Bei Stromausfall läßt sich die Blutpumpe mit einer Handkurbel betätigen, so daß die Dialyse ohne Schwierigkeiten zunächst abgeschlossen werden kann.

IX. Heparin und die Gerinnungshemmung des Blutes

Da das menschliche Blut in den derzeit verwendeten Künstlichen Nieren und Blutschläuchen schnell gerinnen würde, muß die Gerinnungsfähigkeit für Hämodialysezwecke künstlich herabgesetzt werden. Das geschieht durch Anwendung von Heparin, einer auch natürlicherweise im Organismus vorkommenden Substanz. Es wird schon seit einiger Zeit versucht, die Dialysemembranen und Blutschläuche mit gerinnungshemmenden Substanzen zu „imprägnieren", wodurch sich die Heparinzugabe in Zukunft erübrigen würde.

Damit das Blut bereits bei Auffüllen der Künstlichen Niere nicht gerinnen kann, wird bei Beginn der Dialyse zunächst die sog. *Heparinvorspritze,* d.h. je nach Dialysator eine Einzeldosis von 2–5000 I. E. (internationale Einheiten) Heparin, verdünnt mit 10 ml physiologischer Kochsalzlösung injiziert: bei einem Scribner-Shunt in die Shuntvene, bei einer Cimino-Fistel in die zuerst punktierte Vene (s. IV, 2. c). Da die Heparinwirkung nur ca. 2–4 Std. anhält, müßten während einer Dialyse mehrere Einzelinjektionen gegeben werden. Deshalb erfolgt die Heparinisierung überwiegend durch eine Dauerinfusion. Durch diese wird eine gleichmäßige Heparinwirkung während der gesamten Dialyse erreicht.

Angestrebt wird durch die Gabe von Heparin eine Verlängerung der Gerinnungszeit auf ca. 20 min (die normale Gerinnungszeit beträgt etwa 5 min. Dazu benötigt man (außer der Heparinvorspritze) etwa 10–20000 I. E., bzw. stündlich ca. 1500–2000 I. E.

Auf den Heparinfläschchen steht, wie viele Internationale Einheiten (I. E.) in 1 ml des betreffenden Präparates (z. B. Liquemin) enthalten sind.

Bei der Infusion wird folgendermaßen vorgegangen:

a) Die erwähnte Menge Heparin wird in einer 50 ml-Spritze mit 0,9%igem Kochsalz verdünnt und dann über eine stufenlos einstellbare und sehr gleichmäßig laufende Spritzenpumpe infundiert.

b) Die benötigte Menge Heparin wird in einer Infusionsflasche mit 200–400 ml 0,9%iger NaCl-Lösung verdünnt und mit Hilfe einer Rollenpumpe in den arteriellen Blutschlauch infundiert. In jedem Fall muß die Heparininfusion *hinter der Blutpumpe* in das arterielle Blutsystem einmünden. Andernfalls besteht die Gefahr einer Luftembolie bei Leerlaufen der Infusionsflasche bzw. der Spritze (s. VII, 6.).

Der individuelle Bedarf jedes Patienten an Heparin, gemessen an der Verlängerung der Gerinnungszeit, kann stark schwanken. Der Heparinverbrauch ist außerdem bei den verschiedenen Dialysatoren unterschiedlich, so ist er offenbar etwas höher bei der Kapillarniere (s. III, 4. c). Darum ist die regelmäßige Kontrolle der Gerinnungszeit während der Dialyse zumindest in den ersten 1–2 Monaten notwendig. Wir raten, nach Entlassung in die Heimdialyse, wöchentlich einmal die Gerinnungszeit zu überprüfen, bei stärkeren Schwankungen durchaus auch häufiger.

Die *Prüfung der Gerinnungszeit* geschieht am einfachsten folgendermaßen:

Aus dem extracorporalen Kreislauf hinter dem Dialysator wird über eine 17er Kanüle Blut in eine Glaskapillare aufgezogen. Dann wird ca. alle 3 min vorsichtig ein Stück dieser Glaskapillare abgebrochen, bis zwischen den Bruchenden das Blut in Form eines dünnen Fädchens geronnen ist.

Die Zeit von der Blutentnahme bis zur Gerinnungsbildung wird notiert und ergibt die „Gerinnungszeit", die auf etwa 20 min eingestellt werden sollte. Ist die Gerinnungszeit zu kurz, das heißt zu wenig Heparin, muß die Infusion etwas schneller gestellt, ist sie zu lang, d. h. zu viel Heparin, muß die Infusion langsamer gestellt werden.

Da die Heparinpumpen meist nicht in das Monitorsystem mit einbezogen sind, wird manchmal bei Dialysebeginn vergessen, die Heparinpumpe in Gang zu setzen, oder ein Ausfall der Pumpe während der Dialyse übersehen. Bei Versagen der Heparinpumpe während der Dialyse muß diese nicht abgeschlossen werden (sofern das Blut im extracorporalen Kreislauf nicht geronnen ist). Die Dialyse läßt sich zu Ende führen, indem stündlich 1500–2000 I. E. Heparin, verdünnt mit 10 ml 0,9% Kochsalzlösung, in den arteriellen Blutschlauch injiziert werden.

Bei *Gerinnung im Dialysator* muß dieser, eventuell auch die Blutschläuche, verworfen werden, so daß ein beträchtlicher Blutverlust entsteht. Falls bereits vorher schon eine ausgeprägte Anämie bestand, können durch diesen akuten Blutverlust erhebliche Anämiebeschwerden auftreten (s. XVII, 1.). Die Patienten sollten sich also grundsätzlich nach einem derartigen Blutverlust in der verantwortlichen Dialyseabteilung vorstellen, damit dort eine Entscheidung über eventuell nötige Untersuchungen und Behandlungsmaßnahmen getroffen werden kann.

Während der Dialyse und bis zum Abklingen der Heparinwirkung einige Std. nach Dialyseende, führt die verminderte Blutgerinnung zu einer *erhöhten Blutungsbereitschaft.* Aus kleinsten Verletzungen kann es dadurch zu größeren Blutverlusten kommen, z. B. durch Nasenbluten, Zahnfleischblutung oder durch die Menstruation. Aus diesem Grund sollen auch eventuell nötige operative Eingriffe einschließlich Zahnextraktionen möglichst nicht unmittelbar vor oder nach der Dialyse vorgenommen werden. Gegebenenfalls ist eine Absprache mit der zuständigen Dialyseabteilung wegen einer eventuellen Terminverschiebung nötig.

Bei einem erhöhten Blutungsrisiko (z. B. nach Operationen) wird gelegentlich die Methode der sog. *regionalen Heparinisierung* angewandt. Man versteht darunter die Injektion bzw. Infusion von Heparin in das arterielle Blutsystem, während in das venöse Blut Protamin injiziert bzw. infundiert wird, eine Substanz, durch welche die Heparinwirkung sofort aufgehoben wird. Die regionale Heparinisierung erfordert eine exakte Überwachung der Gerinnungszeit vor und hinter dem Dialysator und kommt daher nicht für die Heimdialyse in Frage. Protamin wird auch zur Behandlung von Heparin-bedingten Blutungen während und nach der Dialyse angewandt.

Gelegentlich kommt es bei Dialysepatienten durch Heparin vorübergehend zu einem verstärkten Haarausfall. Üblicherweise wachsen jedoch die Haare später wieder nach.

74

X. Praktische Durchführung der Hämodialyse

Die Einzelheiten der Dialysevorbereitung, des Dialyseanschlusses, des Dialyseverlaufes und der Beendigung der Dialyse sind unterschiedlich, je nach Dialyseüberwachungsgerät, Dialy««);sator, Blutschlauchsystem, Art der Wasseraufbereitung usw. Im folgenden sind darum lediglich stichwortartig und tabellarisch die wichtigsten Handgriffe und Gesichtspunkte einer Dialyse mit Plattenniere dargestellt.

1. Allgemeine Vorbereitung der Dialyse

a) Vorbereitung der Dialyse

1. Hauptwasserhahn öffen
2. Falls erforderlich, Weichwasserprobe
3. Regenerieren des Enthärters: je nach Wasserhärte etwa alle 3–5 m^3
4. Wasserhahn zwischen Enthärter und Dialysegerät öffnen
5. Gerät auf Vorbereitung stellen (Desinfektion)
6. Dialysezubehör vorbereiten (z. B. Punktionskanülen, Tupfer, Pflasterstreifen, Staubinde, Klemmen, Blutdruckgerät, Stethoskop)
7. Heparinvorspritze und Heparininfusion vorbereiten
8. Arteriellen Blutschlauch in Blutpumpe einlegen, venösen Blutschlauch in Luftdetektor einsetzen
9. Heparinsystem auffüllen
10. Konzentratbehälter einsetzen (erst nach Beendigung der Desinfektion).

b) Vorbereitung und Auffüllen des Dialysators

(erst wenn Temperatur und Leitfähigkeit in Ordung)
 1. Dialysator in Halterung einsetzen und Blutschläuche anschlie-
    ßen: arterielle Seite nach oben, venöse nach unten.
 2. Freies Ende des arteriellen Blutschlauches an Flasche mit
    1000 ml 0,9%iger NaCl-Lösung (u. U. mit 1000–2000 I. E. He-
    parin) anschließen, freies Ende des venösen Blutsystems in
    leere, sterile Flasche einhängen.
 3. Venendruckleitung und ggf. Druckleitung für arteriellen Druck
    anschließen.
 4. Dialysatschläuche mit Dialysator verbinden: Dialysatzulauf an
    venöse Seite, Dialysatablauf an arterielle Seite. Auffüllen des
    Dialysatkompartments bei Dialysatdruck von ca. −100 mm Hg.
 5. Dialysator drehen, dadurch arterielle Seite unten: *Auffüllstel-
    lung.*
 6. Blutpumpe einschalten und Dialysator langsam auffüllen: durch
    Vorfüllen von unten kann die Luft oben entweichen. Unter Um-
    ständen venöses Blutsystem mehrmals kurzfristig abklemmen,
    dadurch raschere Entfernung der Luft aus dem Blutkompart-
    ment. Je nach Dialysator sind 400–600 ml Flüssigkeit erforder-
    lich, um die Luft restlos aus Blutschläuchen und Dialysator zu
    entfernen.
 7. *Dichtigkeit des Dialysators prüfen:* venöses Blutsystem abklem-
    men. Blutpumpe laufen lassen, bis Venendruck etwa 200 mm
    Hg (Alarmgrenze vorher entsprechend einstellen). Bei intakter
    Membran bleibt der Druck nach Ausschalten der Blutpumpe
    zunächst bestehen. Nach Prüfung Druck im Blutkompartment
    durch Öffnen der Klemmen am venösen Blutsystem senken.
 8. Flüssigkeitsspiegel in der Venenkammer durch kurzes Öffnen
    eines Ansatzstutzens an der Venenkammer einstellen.
 9. Blutpumpe ausschalten.
10. Dialysator zurückdrehen, so daß arterielle Seite wieder oben:
    Dialysestellung.
11. Dialysatdruck auf „0" stellen.

c) Überprüfung der Monitoren

Überprüfung der Monitoren: obere und untere Alarmgrenzen mit dem Instrumentenanzeiger zur Deckung bringen, dadurch Auslösung optischer und akustischer Alarme. Danach Alarmgrenzen neu einstellen.
1. Temperatur
2. Leitfähigkeit
3. Blutleck: Empfindlichkeit bei laufender Blutpumpe einstellen
4. Dialysatdruck
5. Venöser Druck
6. Arterieller Druck
7. Luftdetektor: Flüssigkeitsspiegel in der Venenkammer durch Spritze verändern.
Abklemmen des arteriellen und venösen Blutsystems

2. Dialyseanschluß

a) Anschluß bei Cimino-Fistel

1. Punktion der Venen und Injektion der Heparinvorspritze. Kanülenschlauch anschließend abklemmen, Spritze aus Sterilitätsgründen nicht abnehmen.
2. Punktion der Arterie, anschließend arteriellen Kanülenschlauch mit arteriellem Blutschlauch verbinden.
3. Klemmen an arteriellem und venösem Blutsystem öffnen.
4. Heparinpumpe und Blutpumpe einschalten (Blutpumpe zunächst langsam laufen lassen).
5. Rosafärbung in der Venenkammer durch Blutbeimengung abwarten. Blutpumpe ausschalten. Blutsystem unterhalb der Venenkammer abklemmen und venösen Blutschlauch nach Entfernung der Spritze vom venösen Kanülenschlauch mit diesem verbinden. Klemmen entfernen und Blutpumpe wieder einschalten.
Gelegentlich, z. B. bei Neigung zur Hypotonie, ist es ratsam, Arterie und Vene unmittelbar nacheinander anzuschließen, die Künstliche Niere also nicht erst mit Blut aufzufüllen.

b) Anschluß bei Scribner-Shunt (vergl. Tabelle 4, S. 36)

1. Sterilitätsvorschriften beachten, d. h. Mundschutz, sterile Handschuhe, sterile Tücher, u. a.
2. Auffüllen des venösen Ansatzschlauches mit Kochsalzlösung, anschließend abklemmen.
3. Abklemmen des venösen und arteriellen Shuntanteils mit Silastikklemmen.
4. Öffnen des Shunts.
5. Arteriellen Ansatzschlauch anbringen und abklemmen, danach arterielle Shuntklemme entfernen.
6. Venöse Silastikklemmen öffnen und Injektion der Heparinvorspritze in die Scribner-Vene. Erneut abklemmen und Scribner-Shunt mit abgeklemmtem venösem Ansatzschlauch verbinden. Dann Entfernung der venösen Silastikklemme.
7. Shunt steril verbinden, da anschließende Handgriffe nicht absolut steril möglich, wenn der Anschluß durch eine Person, z. B. den Patienten allein erfolgt.
8. Arteriellen Ansatzschlauch an arterielles Blutsystem anschließen.
9. Heparinpumpe und Blutpumpe einschalten (Blutpumpe zunächst langsam laufen lassen).
10. Rosafärbung in der Venenkammer durch Blutbeimengung abwarten. Blutpumpe ausschalten, unterhalb der Venenkammer abklemmen und venösen Blutschlauch mit venösem Ansatzschlauch verbinden. Klemmen entfernen und Blutpumpe wieder einschalten.

Wie bereits erwähnt, kann es gelegentlich notwendig sein, Arterie und Vene unmittelbar nacheinander anzuschließen, und nicht erst den extracorporalen Kreislauf mit Patientenblut aufzufüllen.

3. Dialysebeginn

Nach dem Dialyseanschluß beginnt die eigentliche Dialyse, wobei für den *Anfang* zur richtigen Einstellung aller Systeme folgende Tätigkeiten notwendig sind

a) Blutpumpengeschwindigkeit auf gewünschte Höhe einstellen.

b) Venösen Druckmonitor eingrenzen: unteren Begrenzungsanzeiger ca. 10–20 mm Hg unterhalb, oberen 20–30 mm Hg oberhalb des angezeigten Druckes einstellen. Der Venendruck sollte 50 mm Hg möglichst nicht unterschreiten, da sonst ungenügende Ultrafiltration (s. u.), oder bei Druckabfall eventuell kein Alarm (s. VII, 5.). Ggf. ist der Venendruck durch Schraubklemme am venösen Blutschlauch zu erhöhen.

c) Einstellung des Dialysatdruckes: dieser richtet sich nach der erforderlichen Gewichtsabnahme. Dabei müssen folgende Faktoren berücksichtigt werden:

1. Dialysedauer
2. Zusammensetzung der Spüllösung (sog. Osmolalität) auf diese soll nicht näher eingegangen werden, da die Gesamtkonzentration von Salzen bei den verwandten Waschlösungen etwa gleich ist.
3. Blutumlauf
4. Ultrafiltrationsleistung des Dialysators
5. Venöser Druck

Die Ultrafiltrationsleistung der verschiedenen Dialysatoren ist zumeist den Firmenprospekten zu entnehmen. Sie wird darin i. allg. für einen Blutumlauf von 200 ml/min und verschiedene Transmembrandrucke (Dialysat-Negativdruck + venöser positiver Druck) angegeben, oder als sog. Ultrafiltrations-Koeffizient, d. h. die Ultrafiltration in ml/Std./mm Transmembrandruck. Die für jeden Patienten geeignete Einstellung wird während des Trainings erlernt und vom Arzt je nach erforderlicher Ultrafiltration, Blutdruckverhalten u. a. angegeben.

Beispiel:

Angestrebter Gewichtsverlust	1,5 kg
Dialysedauer	5 Std.
Angestrebte Ultrafiltration/Std.	300 ml
Venöser Druck	50 mm Hg
Ultrafiltration des Dialysators	300 ml bei
	100 mm Hg Transmembrandruck
Erforderlicher Dialysatdruck	*−50 mm Hg*

In der Praxis kommen jedoch erhebliche Abweichungen (bis zu 50%) von diesen rechnerisch ermittelten Werten vor, so daß diese

Angaben im Einzelfall keine zuverlässige Vorhersage der Ultrafiltration zulassen.

d) Nochmalige *Überprüfung der Monitorbegrenzungen.*

e) Messung des Blutumlaufes (ca. 15 min nach Anschluß): z. B. und hinreichend genau mit der Luftblasenmethode („Bubble-Flow-Technik")

1. 1 Meter am arteriellen Blutschlauch abmessen, z. B. rückwärts vom arteriellen Eingang des Dialysators (bei manchen Blutsystemen bereits entsprechende Markierung).

2. Nach Desinfektion des Blutschlauches an der Markierung mit einer sterilen 17er Kanüle und Spritze 1–2 ml Luft injizieren.

3. Zeit abstoppen, welche die Luft benötigt, um die abgemessene Strecke zurückzulegen. Ist z. B. das Fassungsvermögen des Blutschlauches auf einer Länge von 1 Meter 18 ml, so läßt sich der Blutumlauf leicht nach der Formel

$$\text{Blutumlauf} = \frac{18 \text{ ml} \times 60 \text{ sek.}}{\text{abgestoppte Zeit (sek.)}}$$

ausrechnen.

Für einen Blutschlauch dieses Füllvolumens gilt Tabelle 7.

Bei manchen Blutpumpen ist der Umlauf direkt ablesbar, gilt jedoch nur immer für einen bestimmten Blutschlauch. Bei Umstellung auf ein anderes Modell muß die Umlaufanzeige infolgedessen nachgeeicht werden.

Tabelle 7. Ungefährer Blutumlauf im extracorporalen Blutkreislauf, gemessen mit der Luftblasen-Methode. Fassungsvermögen des Blutsystems 18 ml/m. (Erklärung s. Text)

gestoppte Zeit (Sekunden)	Blutumlauf (ml/min)
3	360
4	270
5	215
6	180
7	155
8	135
9	120
10	108

f) Einstellung der *Heparininfusionsgeschwindigkeit:* Die Geschwindigkeit der Heparininfusion richtet sich nach der Gerinnungszeit, welche bei etwa 20 min liegen soll. Da die benötigte Heparindosis von Patient zu Patient stark schwankt, empfiehlt es sich, während der ersten 20–30 Dialysen jeweils Gerinnungsproben, z. B. mit der Glaskapillarmethode, durchzuführen. Später ist i. allg. etwa eine Kontrolle wöchentlich ausreichend. Über die Durchführung der Gerinnungsprüfung s. IX.

g) Eintragungen im *Dialyse-Protokoll* (s. S. 83). Ist die Dialyse einwandfrei in Gang gesetzt worden, läuft sie zumeist ohne Störungen und Komplikationen ab. Es gilt die Regel: je sorgfältiger der Dialyseanfang vorgenommen worden ist, desto besser und einfacher läuft sie in den folgenden Stunden!

4. Dialyseabschluß

Der Dialyseabschluß kann mit Luft oder mit Flüssigkeit (Kochsalzlösung) erfolgen. Beide Verfahren haben ihre Vor- und Nachteile, z. B. besteht bei Abschluß mit Luft die Möglichkeit einer Luftembolie; ein Nachteil der Spülmethode ist das größere Flüssigkeitsvolumen, welches dem Patienten außer seinem Blut infundiert wird.
Die *Blutrückgewinnung* ist offenbar am besten mit einer *kombinierten Spül-Luft-Methode,* die im folgenden beschrieben wird. Der Blutrückgewinnung bei Dialyseabschluß kommt eine sehr große Bedeutung zu. Je besser sie erfolgt, desto weniger Blut bleibt im Dialysator, umso geringer ist der Blutverlust für den Patienten und entsprechend geringer die Anämie.
Genau wie das Auffüllen des extracorporalen Kreislaufs bei Dialyseanschluß soll der Abschluß langsam — etwa innerhalb von 5–10 min — erfolgen, da es sonst zu einer akuten Kreislaufbelastung bzw. -Überlastung kommen kann.

a) Vorgehen beim Dialyseabschluß und bei der Blutrückgewinnung

1. Heparinpumpe ausschalten (u. U. bereits 15 min vor Abschluß).
2. Dialysatdruck zurückstellen.

3. Begrenzungsanzeiger des venösen Druckmonitors auseinanderstellen.

4. Blutpumpe ausschalten.

5. Arteriellen Kanülenschlauch bzw. Ansatzschlauch der Scribner-Arterie und arteriellen Blutschlauch jeweis abklemmen.

6. Arteriellen Blutschlauch vom Kanülenschlauch bzw. Scribner-Ansatzschlauch lösen und mit Kochsalz-Infusionsflasche verbinden.

7. Klemme vom arteriellen Blutschlauch lösen, Blutpumpe einschalten und zunächst ca. 50–100 ml Kochsalzlösung langsam einlaufen lassen.

8. Infusionsflasche umdrehen.

9. Druck im Blutkompartment durch mehrmaliges Abklemmen unterhalb der Venenkammer bis auf ca. 200 mm Hg erhöhen. Dadurch bessere Rückgewinnung des restlichen Blutes.

10. Venösen Blutschlauch unterhalb der Venenkammer abklemmen und Luft aus der Venenkammer durch kurzes Öffnen des Druckausgleichschlauches entweichen lassen.

11. Wenn Venenkammer wieder blutgefüllt, Klemme unterhalb derselben kurz öffnen. Erneut abklemmen, wenn der Blutspiegel in der Kammer nur noch ca. 1–2 cm hoch (vorher Luftdetektor außer Betrieb setzen).

Punkte 10 und 11 ggf. mehrfach wiederholen, bis keine größeren Blutmengen mehr aus dem Dialysator kommen.

b) Vorgehen beim endgültigen Dialyseabschluß

1. Je 1 Klemme unmittelbar vor und hinter der Verbindung von venösem Blutschlauch mit venösem Kanülenschlauch bzw. venösem Scribner-Ansatzschlauch in Bereitschaft halten.

2. Klemme unterhalb der Venenkammer öffnen und unmittelbar vor der Verbindung des venösen Blutschlauches mit Kanülenschlauch bzw. Scribner-Ansatzschlauch abklemmen, kurz bevor die Luft dort ankommt. Hierbei höchste Aufmerksamkeit, da Gefahr der Luftembolie!

3. Venösen Kanülenschlauch bzw. Scribner-Ansatzschlauch abklemmen.

a) bei Cimino-Fistel: Blut aus Kanülenschläuchen mit Kochsalzlösung zurückgeben und Kanülen entfernen.

b) bei Scribner-Shunt: Blut aus Ansatzschläuchen mit Kochsalz zurückgeben und erneut abklemmen. Sterilität beachten. Shuntverband entfernen, Silastikklemmen an arteriellen und venösen Shuntteil ansetzen. Arteriellen und venösen Ansatzschlauch entfernen (Blut aus venösem Ansatzschlauch vorher mit Kochsalzlösung in Scribner-Vene zurückgeben).

Shunt kurzschließen (zuerst *venöse* Shuntklemme entfernen). Shuntpflege. Steriler Verband.

4. Dialysegerät ausschalten. Dialysatzulauf und -Ablauf vom Dialysator entfernen und miteinander kurzschließen.

5. Dialysegerät auf „Desinfektion" stellen.

6. Dialysator und Blutsysteme abbauen.

7. Nach Beendigung der Desinfektionsphase Gerät ausschalten.

8. Wasserhähne zudrehen.

9. Eintragungen im Dialyseprotokoll vervollständigen.

Bei Stromausfall läßt sich das Blut durch Drehung der Blutpumpe mit einer Handkurbel zurückgeben. Wegen der Möglichkeit des Stromausfalls sollte daher grundsätzlich eine Notbeleuchtung (Batterie-Taschenlampe) in Reichweite sein.

In den ersten Monaten der Dialysebehandlung empfiehlt es sich, die genaue Reihenfolge der einzelnen Schritte bei der Vorbereitung, dem Anschluß der Dialyse und dem Abschluß anhand einer Prüfliste durchzugehen und einzeln abzuhaken. Einigen Patienten bereitet die Führung einer Strichliste mehr Schwierigkeiten als die Durchführung der einzelnen Tätigkeiten nach dem Gedächtnis. Man sollte dann im Training entsprechend verfahren.

5. Dialyseprotokolle

Über jede Dialyse muß ein Protokoll angelegt werden. Zunächst werden Datum, Nummer und Dauer der Einzeldialyse eingetragen. Vor und nach jeder Dialyse muß der *Blutdruck* im *Liegen* und im *Stehen* (zur Feststellung lagebedingter, sog. orthostatischer Blutdruckschwankungen, die nach Dialyse besonders oft vorkommen) gemessen werden. Besonders wichtig ist auch die *Feststellung des Gewichtes vor und nach Dialyse,* und der Vergleich mit dem Trokkengewicht: abhängig vom angestrebten Gewichtsverlust, d.h. in

Tabelle 8. Heimdialyse-Protokoll

Name: . . . . Vorname: . . . . Dialysator: . . . .
Konzentrat: . . . .

Heparin: . . . .
Vorspritze: . . . .
Tropfgeschwindigkeit: . . . .
Gerinnung: . . . .

Datum: Dialyse-Nr.:   Geräte-Typ (Nr.):   Dialysedauer:. . . . . .Std.

RR Anfang   RR Ende   (von. . . . . . . .bis. . . . .)

Zeit   RR   venöser   Dialysat-   Blutumlauf Essen/Trinken   Infusionen
             Druck   Druck   (Menge)

                                                              Trockengewicht:

                                                              Anfangsgewicht:

                                                              Endgewicht:

Dialyse-Verlauf:

Datum: Dialyse-Nr.:   Geräte-Typ (Nr.):   Dialysedauer: . . . . . .Std.

RR Anfang   RR Ende   (von. . . . . . . .bis. . . . .)

Zeit   RR   venöser   Dialysat-   Blutumlauf Essen/Trinken   Infusionen
             Druck   Druck   (Menge)

                                                              Trockengewicht:

                                                              Anfangsgewicht:

                                                              Endgewicht:

Dialyse-Verlauf:

Datum: Dialyse-Nr.:   Geräte-Typ (Nr.):   Dialysedauer:. . . . . .Std.

RR Anfang   RR Ende   (von. . . . . . . .bis. . . . .)

Zeit   RR   venöser   Dialysat-   Blutumlauf Essen/Trinken   Infusionen
             Druck   Druck   (Menge)

                                                              Trockengewicht:

                                                              Anfangsgewicht:

                                                              Endgewicht:

Dialyse-Verlauf:

der Regel der Differenz zwischen Anfangsgewicht und dem sog. Trockengewicht wird der Dialysatdruck eingestellt und eingetragen (s. X, 3.). Zur Beurteilung der gesamten Ultrafiltration dienen ggf. Angaben über Menge des Essens und Trinkens während der Dialyse. Wichtig ist ferner die Angabe des Venendruckes, sowie die Protokollierung des *Blutumlaufes,* da beide über die Shunt-Funktion wichtigen Aufschluß liefern. Für wiederholte Blutdruckeintragungen sowie Veränderungen des Dialysatdruckes während der Dialyse findet sich ebenfalls Platz. Unter einer besonderen Rubrik sind *Besonderheiten des Dialyseverlaufes,* wie wiederholte Punktionen, Erbrechen, Muskelkrämpfe, Blutdruckabfall, Fieber, Blutverlust (z. B. durch Blutleck oder Gerinnung des Blutes im Dialysator), sowie eventuell technische Gerätestörungen einzutragen.

Die Dialyseprotokolle sind zur Verlaufsbeurteilung der Dialysebehandlung unentbehrlich. Sie sollen daher gesammelt und von Zeit zu Zeit, z. B. anläßlich der regelmäßigen Sprechstunden, dem zuständigen Dialysearzt vorgelegt werden. Ein Beispiel eines solchen Dialyseprotokolls findet sich in Tabelle 8. In unserer Abteilung ist es für die Heimdialyse bewußt knapp gehalten. Von manchen Zentren werden jedoch ausführlichere Protokolle verlangt.

XI. Medizinische Komplikationen während der Dialyse

Die medizinischen Komplikationen der Dialyse sind zur besseren Übersicht im Folgenden nach einzelnen *Symptomen* (Zeichen oder Merkmale) geordnet.

Für einige Dialyse-Komplikationen sind mehrere dieser Symptome zutreffend, wie z. B. beim Hartwasser-Sydrom oder beim sog. Dysäquilibrium-Sydrom (s. S. 91). Je besser jede einzelne Dialyse vorbereitet ist, desto seltener werden Komplikationen auftreten.

1. Veränderungen der Herzschlagfolge (Herzrhythmusstörungen)

Schneller und *unregelmäßiger* Puls (*Tachykardie* und *Arrhythmie*), sind häufige Begleiterscheinungen der Dialyse. Sie werden oft vom Patienten nicht empfunden und bedürfen in der Regel keiner besonderen Behandlung. Bei einer längerdauernden hochgradigen Tachykardie (Pulsfrequenz um 150/min) können jedoch gelegentlich Schwindel, Angst, Druckgefühl oder Schmerzen in der Herzgegend auftreten, außerdem kann es dadurch zu einem Blutdruckabfall kommen.

Ursachen

a) Auffüllen des extracorporalen Kreislaufes zu Beginn der Dialyse, besonders wenn dies rasch erfolgt.

b) Starke Ultrafiltration.

c) Änderung der Konzentration bestimmter Serum-Elektrolyte: entscheidend ist offenbar besonders die *rasche Verminderung der Serum-Kalium-Konzentration*. Diese kaliumbedingten Rhythmusstörungen treten umso leichter auf, wenn die Patienten wegen einer Herzinsuffizienz bestimmte herzwirksame Medikamente, sog. *Digitalis-Präparate* einnehmen (s. VI, 2.b und XIII, 8.).

Bei Beachtung der Ursachen lassen sich Rhythmusstörungen oft vermeiden: so soll z. B. nach Dialysebeginn der Blutumlauf nur allmählich, im Verlauf von 10 min, gesteigert werden. Die Gewichtszunahme zwischen den Dialysen sollte möglichst 1,5 kg nicht überschreiten (s. XVII, 2.). Bei häufigerem Auftreten von Arrhythmien während oder nach der Dialyse sollte der zuständige Arzt informiert werden, der eventuell eine besondere medikamentöse Behandlung anordnet.

2. Niedriger Blutdruck (Hypotonie)

Die genannten Rhythmusstörungen und die weiter unten besprochenen Symptome wie Übelkeit oder Erbrechen sind häufig hinweisend auf einen *Blutdruckabfall.* Weitere Zeichen sind: Schwäche, Schwindel, Schwarzwerden vor den Augen, Blässe, Schweißausbruch und eventuell kurzdauernder Bewußtseinsverlust.

a) Hypotonie bei Dialysebeginn

Hypotonie gleich zu Beginn der Dialyse ist am ehesten bedingt durch das Auffüllen des extracorporalen Kreislaufs, wodurch dem Patienten je nach Füllvolumen des Dialysators in kurzer Zeit mindestens 200–300 ml Blut entzogen werden. Diese anfängliche Hypotonie tritt bei vielen Patienten besonders während der ersten Dialysen auf. Nach einer Anpassungsphase an die Dialysebehandlung wird sie immer seltener. Am empfindlichsten reagieren Kinder, zierliche Frauen sowie ältere Patienten. Die Hypotonie ist oft besonders ausgeprägt, wenn bereits vor der Dialyse der Blutdruck niedrig ist.

Die Hypotonie bei Dialysebeginn kann dadurch verhindert werden, daß die Dialyse langsam begonnen wird, indem beim Auffüllen des Dialysators die Blutpumpe besonders langsam eingestellt wird (s. S. 77).

b) Hypotonie gegen Ende und nach der Dialyse

1. *Ultrafiltration:* am häufigsten ist ein Blutdruckabfall im Verlauf und nach der Dialyse durch zu starke oder rasche Ultrafiltration verursacht (hoher Dialysatdruck, hoher venöser Druck, hohe Ultrafiltrationsleistung oder große Membranoberfläche des Dialysators, Kurzzeitdialyse u. a.). Vielfach bleibt der Blutdruck im Liegen noch normal, und zur Hypotonie kommt es erst im Stehen (sog. *orthostatische Hypotonie*). Während der Dialysen kann es durch Ultrafiltration zu einem Blutdruckabfall kommen, selbst wenn die Patienten zu diesem Zeitpunkt noch zu viel Wasser und Salz eingelagert haben. Darum wird während der ersten Dialysen eine allmähliche Gewichtsabnahme bis auf das sog. Trockengewicht angestrebt. Genau wie die Hypotonie unmittelbar nach Dialyseanschluß wird ein Blutdruckabfall durch Ultrafiltration infolge allmählicher Kreislaufanpassung des Patienten in der Regel nach einigen Wochen der Dialysebehandlung seltener.

2. *Zu niedrige Natrium-Konzentration der Waschlösung:* Natriumarme Waschlösungen werden teilweise zur Hypertoniebehandlung bei Dialysepatienten verwandt. Unterhalb einer Dialysat-Natrium-Konzentration von etwa 135 mval/l ist jedoch häufig mit einer Hypotonie zu rechnen.

3. *Zunahme des echten Körpergewichtes:* in Unkenntnis dessen wird immer wieder versucht, durch Ultrafiltration das alte „Trockengewicht" zu erreichen, worauf der Patient mit Hypotonie reagiert.

4. Besonders häufig ist eine *orthostatische Hypotonie nach Dialyse* bei Patienten, die mit blutdrucksenkenden Medikamenten behandelt werden.

5. Herzrhythmusstörungen (s. S. 86).

6. Blutverlust (s. XI, 8.)

7. *Fieber* durch eine Pyrogenreaktion oder eine echte Infektion (s. S. 94).

8. Dialysepatienten, deren Nieren wegen unkontrollierbarer Hypertonie entfernt wurden, neigen anschließend oft eher zur Hypotonie und reagieren besonders empfindlich bereits auf geringe Ultrafiltration mit einem weiteren Absinken des Blutdruckes.

9. U. U. steht die Hypotonie nicht in unmittelbarem Zusammenhang mit der Dialyse. Das äußert sich dann häufig im Bestehenblei-

ben der Hypotonie nach Dialyse (z. B. Perikarditis, Herzinsuffizienz).

Die Hauptgefahr einer längerdauernden, auch nach Dialyseende anhaltenden Hypotonie ist der Verschluß der Cimino-Fistel oder des Scribner-Shunts.

c) Vorbeugung (Prophylaxe) und Behandlung der Hypotonie bei Dialyse

1. Langsamer Dialyseanschluß
2. Möglichst geringe Ultrafiltration (max. Gewichtszunahme von einer zur anderen Dialyse ca. 1,5 kg)
3. Regelmäßige Überprüfung und ggf. Neufestlegung des Trockengewichts nach Absprache mit der zuständigen Dialyseabteilung.
4. Überprüfung der richtigen Dialysat-Natrium-Konzentration.
5. Bei bekannter Neigung zur Hypotonie häufige Blutdruckkontrollen sowie eventuell auch Gewichtsmengen während der Dialyse.
6. Grundsätzlich soll bei jeder Dialyse physiologische Kochsalzlösung zur Infusion vorbereitet sein, damit sie zur Behandlung sofort verfügbar ist.
7. *Akute Behandlung:*
a) Flachlagerung des Patienten, Hochlagerung der Beine, Öffnen beengender Kleidungsstücke.
b) Blutpumpe langsamer und Negativdruck auf „O" einstellen, um weitere stärkere Ultrafiltration zu verhindern.
c) Falls keine Besserung durch diese Maßnahmen eintritt, *Infusion physiologischer Kochsalzlösung* über einen Anschluß an der Venenkammer oder − nur bei Verwendung von Weichplastik-Infusionsbeuteln − über das arterielle Blutsystem: zunächst rasch ca. 200 ml einlaufen lassen. Wirkung einige Minuten abwarten. Falls ungenügender Effekt, nochmals 200−400 ml infundieren.
Nur ausnahmsweise sind besondere Infusionslösungen wie Human-Albumin erforderlich.
d) Falls trotz Infusion keine entscheidende Besserung eintritt, Dialyseabteilung informieren und nach Rücksprache die Dialyse ggf. vorzeitig abschließen.

8. Medizinische Ursachen der Hypotonie wie Herzbeutelerguß, Herzinsuffizienz oder eine Blutung müssen selbstverständlich von ärztlicher Seite geklärt und behandelt werden.
9. Bei regelmäßiger Hypotonie während und nach Dialyse ist die Umstellung der Behandlung auf einen anderen Dialysator oder eine Veränderung der Dialysedauer angezeigt.

3. Blutdruckerhöhung (Hypertonie)

An dieser Stelle soll nicht auf die konstante Erhöhung des Blutdrucks eingegangen werden (s. XVII, 2.), sondern nur auf *Blutdruckanstiege bei und nach der Dialyse*.
Leichte Blutdrucksteigerungen während der Dialyse werden besonders in den ersten Behandlungswochen beobachtet. Als Zeichen der Kreislaufanpassung treten sie später kaum noch auf. Blutdruckanstiege bei Dialyse sind erfahrungsgemäß häufiger und ausgeprägter bei Patienten mit sehr hoher Ausgangs-Blutdrucklage. Ein Teil dieser Patienten gehört zu der Gruppe, deren Blutdruck allein durch Dialyse auch später nicht befriedigend kontrollierbar ist. Teilweise ist bei ihnen die Konzentration von Renin im Blut stark erhöht (s. XVII, 2.). Gerade bei diesen Patienten kann es durch die Dialyse zu bedrohlichen Blutdruckanstiegen kommen, mit Zeichen drohender Herzinsuffizienz, (Atemnot, Druck in der Herzgegend, u. a.) oder neurologischen Symptomen wie Sehstörungen, Benommenheit u. a. Solche ernsten Zwischenfälle sind selbstverständlich Grund, das Dialysezentrum aufzusuchen. Oft muß zumindest vorübergehend eine medikamentöse Hypertoniebehandlung vorgenommen werden.
Blutdruckanstiege lassen sich vielfach durch schonende Dialyse vermeiden, d. h. Dialysen mit möglichst geringer bzw. langsamer Ultrafiltration.
Andere Ursachen von Blutdruckanstiegen während der Dialyse sind das Hartwasser-Syndrom, das Dysäquilibrium-Syndrom und Pyrogen-Reaktionen (s. die folgenden Abschnitte). Eine weitere Möglichkeit ist die Hypertonie durch zu niedrige oder zu hohe Natrium-Konzentration im Dialysat.

4. Kopfschmerzen

Kopfschmerzen während und nach der Dialyse sind in den ersten
Monaten der Dialysebehandlung nicht selten. Sie treten besonders
gegen Ende der Dialyse auf.

Ursachen

a) Sog. „Dysäquilibrium-Syndrom"

Dieses kann zum Teil so erklärt werden: vor der Dialyse verteilt
sich Harnstoff gleichmäßig im Blut und Gewebe. Durch die Dialyse,
vor allem bei sehr großer Leistungsfähigkeit einer Künstlichen
Niere, wird Harnstoff aus dem Blut rascher entfernt als aus dem
Gewebe, so auch dem Gehirn. Dadurch entsteht ein vorübergehen-
des Konzentrations-Ungleichgewicht (Dysäquilibrium). In dieser
Phase strömt Wasser in die Hirnzellen ein, dadurch kommt es zu
einer vorübergehenden Hirnschwellung. Daneben spielen wahrscheinlich andere Faktoren wie Konzentrationsänderungen von Natrium und im Säurebasenhaushalt eine Rolle.
Neben starken Kopfschmerzen beobachtet man beim Dysäquilibrium-Syndrom Übelkeit, Erbrechen, Hypertonie, eventuell auch
Bewußtseinsstörungen. In dieser voll ausgeprägten Form tritt das
Syndrom bei regelmäßig dialysierten Patienten fast nie mehr auf. Es
kommt am ehesten noch dazu, wenn Patienten erst sehr spät, d. h.
mit sehr hohen Harnstoff- und Kreatinin-Werten, zur Dialyse über-
wiesen werden. Dann sollten zur Verhütung des Dysäquilibrium-
Sydroms zunächst häufige, z. B. tägliche kurze und schonende Dialysen durchgeführt werden.
Vielleicht sind jedoch die Beschwerden, über die viele Patienten
nach der Dialyse klagen, wie neben Kopfschmerzen Abgeschlagen-
heit, Müdigkeit und andererseits Schlafstörungen Ausdruck eines
leichten Dysäquilibrium-Syndroms. Typisch für diese „Postdialyse"-
Beschwerden ist, daß sie spätestens im Laufe von 24 Stunden nach
der Dialyse allmählich abklingen. Viele Patienten geben spontan an,
sich einen Tag nach der Dialyse am wohlsten zu fühlen.

b) Hartwasser-Syndrom

Dies ist Folge einer Dialyse mit harter, d. h. kalzium- und/oder magnesiumreicher Waschlösung, wodurch es zu einer übermäßigen Erhöhung der Kalzium- und Magnesiumkonzentration im Blut kommt. Zu der hohen Dialysat-Kalzium-Konzentration kommt *Erschöpfung des Wasserenthärters* (z. B. versäumte Regeneration). Zur Sicherheit soll auch bei korrekter Regeneration regelmäßig, d. h. vor jeder Dialyse, eine Weichwasserprobe durchgeführt werden (s. V, 2.a). Außer durch starke Kopfschmerzen ist das Hartwasser-Syndrom durch Übelkeit, Erbrechen, Hitzegefühl, Atemnot, Druckgefühl, bzw. Beklemmung in der Herzgegend, Herzrhythmusstörungen (besonders Pulsverlangsamung) und Blutdruckanstieg gekennzeichnet.
Bei einem Hartwasser-Syndrom muß die Dialyse sofort abgebrochen bzw. unterbrochen werden. Nach Regeneration des Enthärters wird eine 4–6stündige Dialyse angeschlossen. Dabei ist zu berücksichtigen, daß es durch die insgesamt längere Dialysedauer nicht zu übermäßiger Ultrafiltration kommt. In der Regel ist die Dialyse bei einem Hartwasser-Syndrom in der Klinik durchzuführen, da Elektrolytkontrollen (Calcium, Kalium) und u. U. die Verwendung einer Waschlösung mit niedrigerem Calcium- und höherem Kalium-Gehalt notwendig sind. Der kritische Blutdruckanstieg beim Hartwasser-Syndrom erfordert eine vorübergehende intensive medikamentöse Behandlung.

c) Hypertonie

Blutdruckanstiege während der Dialyse (s. o.) führen häufig zu Kopfschmerzen.

d) Fieber

Plötzliches hohes Fieber während der Dialyse ist häufig mit Kopfschmerzen verbunden. Zur Behandlung der Kopfschmerzen ist im allgemeinen — wenn überhaupt nötig — die Einnahme eines schmerzstillenden Medikamentes, (z. B. Novalgin) ausreichend.
Nach der Dialyse lang anhaltende Kopfschmerzen sind verdächtig

auf neurologische Komplikationen (z. B. Hirnblutung) und erfordern die Einschaltung der verantwortlichen Dialyseabteilung.

5. Übelkeit und Erbrechen

Wie einige der bereits genannten Beschwerden sind Übelkeit und Erbrechen besonders häufig in der Anfangsphase der Dialyse. Beide Symptome treten oft unmittelbar vor einem starken Blutdruckabfall auf. Übelkeit und Erbrechen können ferner Ausdruck ungenügender Dialyse sein, Folge einer Pyrogen-Reaktion (s. S. 94), eines Hartwasser-Syndroms oder eines Dysäquilibrium-Syndroms. Auch bei falscher Dialysat-Natrium-Konzentration sind Übelkeit und Erbrechen häufig.
Die Behandlung von Übelkeit und Erbrechen richtet sich nach der zugrundeliegenden Ursache. Zumindest Patienten, die am Anfang der Dialyse-Behandlung stehen, sollten schwere üppige Mahlzeiten unmittelbar vor oder während der Dialyse vermeiden.

6. Muskelkrämpfe

Muskelkrämpfe besonders der Fuß- und Wadenmuskeln zählen zu den häufigsten Nebenwirkungen der Hämodialyse. Wenn auch an sich ungefährlich, so werden sie doch von dem Patienten oft quälend empfunden. Die Ursache ist bis heute noch nicht ganz geklärt. Vieles spricht dafür, daß sie zumindest teilweise durch zu rasche und zu starke Ultrafiltration (d. h. Entfernung von Wasser und Salz) entstehen. Jedenfalls treten Muskelkrämpfe besonders bei starker Ultrafiltration auf. Sie sind gelegentlich auch möglich, wenn insgesamt noch zu viel Wasser und Salz eingelagert sind (z. B. starke Muskelkrämpfe trotz vorhandener Ödeme!).
Andererseits sind Muskelkrämpfe bereits bei geringer Ultrafiltration (bei sonst normalem bis niedrigem Blutdruck) unter Umständen ein Hinweis dafür, daß die Patienten zu „trocken" dialysiert wurden, d. h., daß das Trockengewicht offenbar nicht mehr stimmt. Gelegentlich treten Muskelkrämpfe auch noch außerhalb der Dialyse auf.

Vorbeugung (Prophylaxe)

1. Beachtung, bzw. Korrektur des sog. Trockengewichtes.
2. Vermeidung großer Gewichtsschwankungen zwischen den Dialysen (max. 1–1,5 kg).
3. Verwendung einer Spüllösung mit einem Natrium-Gehalt um 135 mval/l.
4. Unter Umständen Einnahme von Kochsalz-Kapseln vor, während und eventuell nach der Dialyse (1–3 g).

Behandlung

1. Lösung der Krämpfe allein durch Bewegung.
2. Trinken einer Tasse kräftig gesalzener Bouillon oder Einnahme von Kochsalz-Kapseln (1–2 g) beseitigt die Muskelkrämpfe sehr häufig innerhalb weniger Minuten.
3. Rasche Infusion von zunächst 100–200 ml physiologischer Kochsalzlösung, Wiederholung, falls ungenügende Besserung. Dabei ist jedoch zu bedenken, daß auf diese Weise ein „Teufelskreis" entsteht, da die infundierte Flüssigkeit wieder durch Ultrafiltration entfernt werden muß.
4. Injektion von 10–20 ml 10%iger Kochsalzlösung über die Venenkammer (*nur in der Klinik!*).
Schmerzstillende oder krampflösende Mittel wie Novalgin oder Valium sind im allgemeinen ungeeignet, vor allem da ihre Wirkung frühestens nach 30 min einsetzt.

7. Fieber und Schüttelfrost

Gelegentlich tritt Fieber während der Dialyse auf. Besonders dann, wenn der Fieberanstieg plötzlich erfolgt, kann es dabei gleichzeitig zu Schüttelfrost kommen, gleichgültig welche Ursache dem Fieber zugrunde liegt.

Ursachen

1. *Sog. pyrogene Substanzen*: diese fieberauslösenden organischen Substanzen stammen in der Regel von Bakterien aus dem Dialysat. Im Gegensatz zu den Bakterien selbst passieren die pyrogenen Sub-

stanzen die Poren der Membranen und gelangen so in das Blut. Typisch für die Pyrogen-Reaktion ist das Auftreten des Fiebers kurz nach Beginn und die Normalisierung der Körpertemperatur wenige Stunden nach der Dialyse. Die Pyrogen-Reaktion ist meist ungefährlich, kann aber gelegentlich zu einem längerdauernden Blutdruckabfall führen (Gefahr des Shuntverschlusses).

2. *Infektion:* Fieber durch eine Infektion aus einem unsterilen Dialysesystem (z. B. bei Wiederverwendung von Dialysatoren) oder über den Shunt ist eine sehr ernste Komplikation. Verdächtig auf eine bakterielle Infektion ist der Fieberanstieg mit Schüttelfrost nach Beendigung der Dialyse und insbesondere das Bestehenbleiben des Fiebers über mehrere Tage.

Behandlung

Bei hohem Fieber während der Dialyse soll zunächst ein fiebersenkendes Mittel (z. B. Pyramidon) gegeben werden. Falls das Fieber dennoch bestehen bleibt, sollte die Dialyse abgebrochen und am nächsten Tag nachgeholt werden. Wenn Pyrogen-Reaktionen gehäuft auftreten, sollte das Dialysegerät nachgesehen und sorgfältig gereinigt werden. Falls das Fieber nach der Dialyse länger bestehen bleibt, wenn also mit großer Wahrscheinlichkeit eine Infektion vorliegt, muß der zuständige Arzt benachrichtigt werden, der nach eingehender Untersuchung eine spezifische Therapie (z. B. Antibiotika) festlegt.

8. Blutverlust

Stärkere Blutverluste während der Dialyse sind möglich durch *technische Störungen*, wie z. B. durch Lösung der Blutschlauchverbindung oder Herausrutschen einer Cimino-Kanüle. Zu einem starken Blutverlust kommt es auch dann, wenn der Dialysator mitsamt Blut wegen eines massiven *Blutlecks* verworfen werden muß. Auf Blutverluste, hervorgerufen durch die *Heparin*-bedingte Hemmung der Blutgerinnung während und nach der Dialyse, wurde bereits an anderer Stelle eingegangen.

Über stärkere Blutverluste sollte die zuständige Dialyseabteilung in jedem Falle informiert werden.

9. Luftembolie

Auf die Möglichkeit der Luftembolie bei Dialyse wurde bereits mehrfach hingewiesen.

Die Gefahr der Luftembolie ist die Bildung von „Blutschaum" in der rechten Herzkammer, durch den das Blut ungenügend weitertransportiert wird. Es kommt infolgedessen unter Umständen akut zu einer extremen Abnahme des Herzschlagvolumens, gelegentlich bis zum Kreislaufstillstand. In leichteren Fällen klagen die Patienten über Atemnot, Hustenreiz, Schmerzen und Druck in der Herzgegend sowie Herzklopfen (Tachykardie).

Vorbeugung (Prophylaxe)

1. Sicherung der Blutschlauchverbindung
2. Keinerlei Injektion oder Infusion in das Blutsystem vor der Blutpumpe (Ausnahme: bei Verwendung von Weichplastik-Infusionsbeuteln).
3. Nach eventueller Infusion an anderer Stelle (z. B. über die Venenkammer) Infusionssystem sicher abklemmen.
4. Einbau von Luftfallen (z. B. Ultraschall im niedrigen Frequenzbereich), über die bei einem Alarm das venöse Blutsystem zuverlässig abgeklemmt und die Blutpumpe ausgeschaltet wird.
5. Höchste Aufmerksamkeit bei Dialyseabschluß mit Luft.

Behandlung

1. Abklemmen des venösen Blutsystems bzw. des venösen Kanülenschlauches.
2. Absaugen der Luft aus venösem Kanülenschlauch bzw. Scribner Vene sowie der Vene selbst mit Hilfe einer Spritze.
3. Kopftieflagerung und Lagerung des Patienten auf die linke Seite ca. 15–20 min (dadurch unter Umständen Entweichen der Luft aus der rechten Herzkammer).
4. Sofortige Benachrichtigung von Feuerwehr, Krankenwagen und Transport in die Klinik!

XII. Technische Komplikationen während der Hämodialyse

Technische Komplikationen sind bei der Heimdialyse erfahrungsgemäß sehr viel seltener als bei Dialysen im Zentrum. Sie kommen umso seltener vor, je besser die folgenden *vorbeugenden Gesichtspunkte* beachtet werden:

a) ständige einwandfreie Wartung und Säuberung des Gerätes *vor* und *nach* jeder Dialyse.

b) im Heim keine anderen Personen am Gerät „spielen" lassen (Kinder, Verwandte, Besucher).

c) routinemäßige Überprüfung durch Techniker veranlassen, falls ein Termin vom Zentrum vergessen wird.

d) Zentrum und seine Techniker *rechtzeitig* benachrichtigen, wenn im Verlauf einer oder mehrerer Dialysen die gleichen Störungen wiederholt auftreten.

Technische Komplikationen können nicht zu ernsthafter Gefährdung des Patienten führen, da die Geräte auf das „Fehler-Sicherheits-Prinzip" geschaltet sind (s. VII.).

Bei Störungen während der Heimdialyse sind folgende Punkte zu beachten:

1. *Ruhe bewahren, überlegen, Fehler suchen,* wenn nicht sofort zu finden: *Dialyse abschließen,* Blutrückgewinnung, Gerät in Ordnung bringen, Zentrum verständigen, Techniker-Besuch abwarten!

2. *Bei nicht behebbaren Fehlern Dialyse abschließen!* Dies ist einschließlich Blutrückgewinnung sofort und im Zweifel das Beste!

3. *Jede abgebrochene Dialyse* kann ohne Gefährdung des Patienten *am nächsten Tag nachgeholt werden,* sofern bis dahin die Dialysen regelmäßig und einwandfrei durchgeführt worden waren. Andernfalls Zentrum benachrichtigen!

Tabelle 9. Technische Dialyse-Komplikationen

Art der Störung	Ursache	Abhilfe (T = Techniker, P = Patient)
a) *Veränderung der Leitfähigkeit*	1. Konzentrat-Rückschlagventil verschmutzt	1. Ventil ausbauen und säubern (T) zum Einfüllen des Konzentrates immer Trichter mit Feinsieb verwenden
	2. Falsch eingestelltes Mischungsverhältnis	2. Konzentratzufuhr an der Dosierpumpe neu einstellen (anschließend Waschlösungskontrolle!) (T)
	3. Leitfähigkeitsinstrument defekt (Meßsonde, elektronischer Verstärker, Anzeige-Instrument)	3. Leitfähigkeitsinstrument auswechseln (anschliessend Waschlösungskontrolle!) (T)
	4. Luftzufuhr im Konzentratbehälter unterbrochen	4. Luftloch säubern (P)
	5. Zufuhrschlauch am Konzentratbehälter abgeknickt	5. Knick im Zufuhrschlauch beseitigen (P)
	6. Konzentratbehälter leer (löst besonderen Alarm aus!)	6. Neuen Konzentratbehälter einsetzen (P)
	7. Dosierpumpe defekt	7. Dosierpumpe auswechseln (anschließend Waschlösungskontrolle!) (T)
	8. Falsches Konzentrat	8. Konzentrat auswechseln (anschließend Waschlösungskontrolle!)
b) *Falsche Temperatur*	1. Temperaturregler falsch eingestellt	1. Temperaturregler einstellen (P)
	2. Heizung ausgefallen	2. Abschließen (P)
	3. Regelung ausgefallen	3. Abschließen (P)
c) *Schwankungen des Dialysatdruckes*	1. Viel Luft im Dialysatsystem oder Nebenluft durch undichte Anschlüsse	1. Dialysatzulauf- und Ablaufschlauch vom Gerät zum Dialysator fest andrücken, ggf. mittels einer Schlauchschelle festziehen (P)
	2. Absaugpumpe defekt (Dialysedruck fällt auf „0" ab)	2. Absaugpumpe auswechseln (T)

Tabelle 9 (Fortsetzung)

Art der Störung	Ursache	Abhilfe (T = Techniker, P = Patient)
	3. Dialysatdurchlauf zu (Dialysat-Kopftank läuft u. U. leer)	3. Dialysatdurchlauf neu einstellen (T)
d) Blutleck	1. Membran-Ruptur	1. Zunächst Blut aus dem defekten Dialysator dem Pat. zurückgeben, Dialysator auswechseln. Empfindlichkeit des Blutleckdetektors neu einstellen und Dialyse fortsetzen (P)
	2. Viel Luft im Dialysatsystem (s. o. „Dialysatdruck schwankt" Absatz A)	2. S. o. „Dialysatdruck schwankt", Absatz A)
	3. Blutleck-Optik (Detektorglas) verschmutzt	3. Blutleck reinigen (P)
	4. Erregerlampe ausgefallen	4. Lampe auswechseln (T)
e) Ungenügender Wasserdruck	1. Wasserfilter verschmutzt	1. Filter auswechseln (P, T)
	2. Wasserdruck nicht ausreichend (z. B. Wohnung im Hochhaus, starker allg. Wasserverbrauch an heißen Sommertagen)	2. Dialyse verschieben
f) Stromausfall	1. Totaler Stromausfall im Haus	*Leistungsfähige Taschenlampe bereithalten!* 1. Dialyseabschluß Beachte: Die Blutpumpe läßt sich bei Stromausfall auch mit der Hand drehen, so daß das Patientenblut zurückgegeben werden kann
	2. Hauptsicherung für Stromzufuhr zur Maschine durchgebrannt	2. Sicherung auswechseln bzw. Sicherungsautomaten betätigen (P)
	3. Hauptsicherung der Maschine durchgebrannt	3. Sicherung auswechseln bzw. Sicherungsautomaten betätigen (P)

Die nachstehenden wichtigsten technischen Dialysekomplikationen
werden tabellarisch aufgeführt und nach:
Art der Störung
Ursache
Abhilfe
gegliedert. Ein Teil der Abhilfen kann nur durch Dialyse-Personal
vorgenommen werden, so daß vorheriger Dialyse-Abschluß bei der
Heimdialyse notwendig ist.
In der Tabelle 9 ist angegeben, welche Störung im allgemeinen
durch den Patienten (P) und welche durch den Techniker (T) zu
beheben ist.

XIII. Die Heimdialysebehandlung

1. Vorbereitung zur Dialyse-Behandlung

Nach Möglichkeit sollten Patienten mit chronischer Niereninsuffizienz in enger Zusammenarbeit von Hausarzt und einer Nephrologischen und Dialyse-Abteilung versorgt werden. Auf diese Weise ist es am ehesten möglich, den richtigen Zeitpunkt für den Beginn der Dialysebehandlung zu erkennen. Die Übernahme zur Dialyse kann so langfristig vorbereitet werden. Dazu gehört einmal die frühzeitige Anlage einer Cimino-Fistel. Darüber hinaus muß der Patient bereits zu diesem Zeitpunkt weitgehend über Einzelheiten und Probleme der Dialysebehandlung aufgeklärt werden. Die schließt auch die näheren Familienangehörigen mit ein, zumal wenn sie als Betreuungspersonen für die spätere Heimdialysebehandlung vorgesehen sind. Wiederholte ausführliche Gespräche helfen dem Patienten, den Übergang von der rein diätetischen und medikamentösen zur Dialyse-Behandlung leichter zu bewältigen. Der Patient sollte jedoch auch darauf vorbereitet sein, daß es zunächst durch die Dialysebehandlung zu einer vorübergehenden Verschlechterung seines Befindens kommen kann. Die Dialysebehandlung soll vor Auftreten gefährlicher urämischer Komplikationen wie Überwässerung (z.B. als sog. fluid lung), Perikarditis, Hyperkaliämie oder Polyneuropathie begonnen werden. Auf diese Weise läßt sie sich oft von vornherein ambulant durchführen, gelegentlich sogar ohne längere Krankschreibung berufstätiger Patienten.

2. Die ersten Dialysen

Während der ersten Dialysen treten relativ häufig typische Beschwerden auf, so z.B. Kopfschmerzen besonders in der zweiten Dialysehälfte und nach der Dialyse. Besonders für ältere Patienten und zierliche Frauen sowie Kinder bedeutet die Dialyse anfänglich eine erhebliche Kreislaufbelastung. So kommt es unter Umständen zu einem Absinken des vor der Dialyse erhöhten Blutdruckes auf sehr niedrige Werte. Besonders auch nach der Dialyse können Kreislaufbeschwerden auftreten (sog. orthostatische Hypotonie). Fast regelmäßig wird in den ersten Behandlungswochen die bestehende Anämie verstärkt. Nach der Dialyse fühlen sich die Patienten oft angestrengt, schwach und müde. Um diese anfänglichen Beschwerden zu verringern, empfiehlt es sich, zunächst nur kurze Dialysen durchzuführen, und erst im Verlauf von 2–3 Wochen auf die endgültige Dialysedauer überzugehen. Die Dialysen sollten schonend, d. h. mit möglichst geringer Ultrafiltration vorgenommen werden. Blutentnahmen sollten auf ein Minimum beschränkt werden. Selbst während der ersten Dialysen ist es nicht erforderlich, vor und nach jeder Dialyse Laborkontrollen durchzuführen.
Mit Beginn der Dialysetherapie werden in der Regel vorher verordnete Medikamente zur Besserung der Herzfunktion (Digimerck, Novodigal u. a.) und zur Blutdrucksenkung (Presinol, Nepresol, Catapresan u. a.) abgesetzt. Denn zur Besserung der Herztätigkeit und zur Normalisierung des Blutdruckes kommt es in der Regel sehr bald allein durch die Dialysebehandlung. Darüber hinaus haben diese Medikamente bei Dialyse leicht erhebliche Nebenwirkungen wie starke Neigung zu orthostatischer Hypotonie nach Dialyse, Rhythmusstörungen u. a.
Bereits nach den ersten Dialysen werden als *Dauertherapie* Vitamin- und Eisenpräparate sowie sog. Phosphatbinder (Beispiel: Aludrox) verordnet − bzw. weitergegeben, wenn sie bereits vorher eingenommen waren (S. XIII, 8.).

Festlegung des Trockengewichtes: Auf den Begriff des „Trockengewichtes" wurde bereits mehrfach hingewiesen. Die Festlegung des Trockengewichtes macht oft anfänglich Schwierigkeiten. Sehr leicht wird die Menge des eingelagerten Wassers unterschätzt und daher das Trockengewicht zu hoch angesetzt. Aber selbst wenn man eine Differenz zwischen tatsächlichem Gewicht und Trockengewicht von 10–20 kg vermutet, soll die Beseitigung des überschüssigen Wassers durch Ultrafiltration nicht rasch, sondern vorsichtig, z. B. im Verlauf von 3–4 Wochen, erfolgen. Als Hinweis dafür, daß das Trockengewicht erreicht ist, gelten das Fehlen sichtbarer Ödeme, normaler Blutdruck und die Neigung zu Muskelkrämpfen oder Hypotonie bei Unterschreiten dieses Gewichtes.

Diätetische Umstellung: Auf die Einzelheiten der Diät bei Dialysebehandlung wird in einem besonderen Kapitel eingegangen (s. XIV.). In diesem Zusammenhang sei nur kurz auf folgende Punkte hingewiesen:

a) *Eiweißzufuhr:* bei regelmäßiger Dialyse ist eine Beschränkung der Eiweißzufuhr nicht notwendig. Das bedeutet weitgehende Aufhebung diätetischer Einschränkungen, ein Faktor, der allein zur Besserung des Appetits und damit des Allgemeinbefindens beiträgt.

b) *Flüssigkeitszufuhr:* mit Beginn der Dialysebehandlung geht fast immer die Urinausscheidung schlagartig zurück. Entsprechend muß jetzt die Flüssigkeitszufuhr stark eingeschränkt werden. Für die Patienten, die vorher gerade angehalten waren, reichlich zu trinken, ist diese Umstellung mit erheblichen Schwierigkeiten verbunden.

c) *Kaliumzufuhr:* entsprechend der verringerten Urinausscheidung geht mit Beginn der Dialysebehandlung auch die Kalium-Ausscheidung zurück. Darum ist auch hinsichtlich der diätetischen Kalium-Zufuhr eine Umstellung erforderlich.
Die Zeit der Anpassung an die Dauer-Dialysebehandlung ist von Patient zu Patient sehr verschieden. Sie ist teilweise abhängig von der Art der Nierenerkrankung bzw. bestimmter Komplikationen wie Hypertonie, Anämie und Ernährungszustand. Im allgemeinen setzt spätestens nach 2–3 Monaten eine stetige Besserung im Befinden und auch im objektiven Zustand des Patienten ein.

3. Heimdialyse-Training

a) Einleitung

Die Heimdialyse-Behandlung ist insofern einmalig, als der Kranke fast eigenverantwortlich eine aufwendige Arbeit übernimmt. Es ist nicht verwunderlich, daß viele Patienten, angesichts des Dialyse-Gerätes und des Zubehörs zunächst einmal das Gefühl bekommen, die Heimdialyse nicht erlernen zu können. Besonderes Einfühlungsvermögen und auch Überzeugungskraft von seiten des Dialysepersonals sind notwendig, um dem Patienten in dieser Situation zu helfen, und ihm klar zu machen, daß sich im Laufe der Zeit diese komplizierte „Technik" entwirren wird und daß er dann sicher zur Durchführung der Heimdialyse in der Lage sein wird.

Es ist selbstverständlich, daß man den Patienten nur nach einer gründlichen Anleitung und erst wenn er sich sicher fühlt, in die Heimdialyse entlassen wird.

Das *Heimdialyse-Training* ist *überwiegend praktisch ausgerichtet.* Jedoch sind zumindest einige theoretische Kenntnisse erforderlich (z. B. Bedeutung von Salz und Wasser für den Blutdruck, von venösem Druck und Dialysatdruck für Shunt und Ultrafiltration). Natürlich muß der Patient auch über die eventuell vorkommenden Komplikationen Bescheid wissen, denn nur so kann er sie weitgehend ausschalten.

b) Aufteilung der Aufgaben im Training

An der Ausbildung für die Heimdialyse sind in der Regel Schwester, Techniker, Arzt, Diätassistentin und unter Umständen ein Sozialarbeiter beteiligt.

1. Schwester: sie hat bei weitem die wichtigste Funktion im Training. Sie leitet den Patienten vor allem praktisch an. Es seien nur einige ihrer Aufgaben genannt: Anleitung zur Messung von Blutdruck, Puls und Temperatur; Vorbereitung und Aufbau des Dialysegerätes und des Dialysators; Erklärung der Funktion der Monitoren; Bedeutung von Dialysatdruck und venösem Druck; Shuntpflege; Cimino-Punktion. Möglichst sollten mehrere Schwestern über den jeweiligen Stand der Ausbildung bei einem Patienten informiert sein, damit bei Urlaub oder Krankheit das Training nicht unnötig unterbrochen bzw. an der richtigen Stelle fortgesetzt wird.

2. Arzt: neben der medizinischen Überwachung der Dialysen im Training hat der Arzt Ausbildungsfunktion: z. B. Aufklärung über die gesunde und kranke Niere; Erläuterung verschiedener Shunts bzw. Fistel-Techniken und deren Besonderheiten; Arbeitsweise der Künstlichen Niere; Zusammenhänge zwischen Salz, Wasser, Gewichtszunahme und Blutdruck; akute und Langzeitkomplikationen bei Dialyse; Medikamente bei Dialysebehandlung; Nierentransplantation.

3. Diätassistentin: die bei Dialyse-Beginn notwendige Umstellung der Diät in mancherlei Hinsicht (s. XIV.) erfordert die Hilfe einer Diätassistentin im Training. Erfahrungsgemäß macht diese diätetische Umstellung immer wieder Schwierigkeiten, einmal weil die Patienten sich nicht trauen, jetzt wieder eiweißreich zu essen, andererseits weil ihnen die plötzlich notwendige Flüssigkeitsbeschränkung Schwierigkeiten macht.

4. Techniker: die Aufgaben eines Dialyse-Technikers im Training sind von Zentrum zu Zentrum sehr verschieden. Im allgemeinen beschränkt sich die Technik der Heimdialyse für den Patienten auf Dinge, welche die Trainings-Schwester vermitteln kann. Eine wichtige Aufgabe des Technikers ist die Vorbereitung und Installation des Gerätes in der Wohnung des Patienten.

5. Sozialarbeiter: der Sozialarbeiter hat zwar keine eigentliche Trainingsfunktion. Im Hinblick auf die Heimdialysebehandlung sind im Training jedoch bereits sozialhelferische Probleme zu lösen, wie z. B. Wohnraumbeschaffung, Schwerbeschädigtenausweis und Dialyseanschlußgeld. Gerade das Wohnungsproblem muß frühzeitig geklärt werden, damit nicht dadurch eine Verzögerung der Entlassung in Heimdialyse entsteht.

c) Ablauf des Trainings

Wir beginnen, wenn keine Komplikationen vorliegen, das Training mit der ersten Dialyse. Da wir immer anstreben, hauptsächlich den

Patienten anzuleiten, lassen wir ihn vielfach zunächst, z.B. während der ersten 14 Tage, ohne die Betreuungsperson kommen. Die Ausbildung durch die Schwester erfolgt grundsätzlich während der Dialyse, wobei sie zunächst nur einige wichtige Schritte bei der Vorbereitung und dem Anschluß erläutert, während sie diese selbst ausführt. Bereits nach 3–4 Dialysen hilft der Patient z.B. bei der Vorbereitung der Heparinspritze, bei dem Aufbau und dem Auffüllen des Dialysators. Sehr frühzeitig, unter Umständen bereits nach 3 Dialysen, wird begonnen, vorzugsweise den Patienten oder aber die Betreuungsperson zur Cimino-Punktion anzuleiten. Nachdem zunächst also nur einzelne Punkte aus dem Dialyseablauf herausgegriffen werden, kommt es im weiteren Trainingsverlauf zu einer systematischeren Anleitung.

Die Unterrichtsmethode ist unseres Erachtens nicht streng festzulegen, sondern muß auf jeden einzelnen Patienten abgestimmt werden (z.B. unterschiedliches Bedürfnis des Patienten nach Information, Überforderung bei raschem Fortschreiten, je nach Interesse und Gefühl für technische und medizinische Dinge).

Durchgesprochene Themen sollten auf einem „Laufzettel" notiert bzw. abgehakt werden, wichtig ist immer wieder eine Kontrolle darüber, ob das „Lernziel" erreicht wurde (z.B. gelegentliches geschicktes Abfragen, Alarmsimulierung u.a.). Eine ständige Überwachung bzw. Anwesenheit der Schwester und des Arztes ist im allgemeinen bereits in den frühen Trainingsphasen nicht mehr notwendig. Der Patient bekommt auf diese Weise umso leichter die Gewißheit, daß im Grunde nichts passieren kann, da die Dialyse sicher durch die verschiedenen Monitoren überwacht wird. Mit zunehmenden Kenntnissen und Fähigkeiten des Patienten wird die Überwachung von seiten des Trainingspersonals mehr und mehr gelockert. Die letzte Phase des Trainings verläuft in unserer Klinik als sog. *Nachttraining* über 2–4 Wochen. Dabei sind die Patienten und ihre Betreuungspersonen unter Vorwegnahme möglichst häuslicher Bedingungen weitgehend sich selbst überlassen, können jedoch bei für sie unlösbaren Problemen die Schwestern bzw. den Arzt um Hilfe bitten.

d) Dauer des Trainings

Die Trainingsdauer ist von verschiedenen Faktoren abhängig. Eine untergeordnete Rolle spielt dabei die Intelligenz des Patienten. Entscheidender sind oft die Punktierbarkeit des Shunts oder die Verträglichkeit der Dialyse (z. B. Beschwerden durch Hypotonie, Kopfschmerzen, Übelkeit).

Manchmal sind Komplikationen im Training wie Punktionsschwierigkeiten Grund für „Rückschläge". Manchmal verzögert sich die Entlassung in die Heimdialyse aus äußerlichen Gründen wie z. B. Warten auf eine geeignete Wohnung.

Sicherlich ist die Trainingsdauer durch Verwendung bestimmter Unterrichtshilfsmittel wie Bücher über Dialyse, Dias, Tonbänder, Videorecorder usw. zu verkürzen. Trotzdem läßt sich nach unserer Erfahrung eine Mindesttrainingsdauer von 6–8 Wochen fast nie unterschreiten. Diese Zeit ist einfach notwendig, damit Praxis und Theorie wirklich „sitzen", nicht nur unter optimalen, komplikationslosen Bedingungen, sondern auch in der Aufregung eines eventuellen Zwischenfalles.

e) Sog. „Nach-Training"

Wir verstehen unter einem Nach-Training eine Unterweisung bei bestimmten *Neuerungen der Dialysebehandlung* nach Entlassung in die Heimdialyse. Solche Neuerungen oder Umstellungen kommen gerade im Dialysebereich immer wieder vor. Denkbar ist z. B. die Umstellung auf ein anderes, vielleicht moderneres Dialysegerät (z. B. Single-Needle-Dialyse, Übergang von Dialysen über Scribner-Shunt zur Cimino-Fistel). Je nachdem, auch abhängig vom Patienten, erfolgt ein solches Nach-Training zu Hause oder im Zentrum, so daß die Dialysen vorübergehend wieder dort durchgeführt werden müssen.

Das Wiederholungstraining soll dem Patienten und seiner Hilfsperson die Möglichkeit geben, Wissen und praktische Fähigkeiten der Dialysebehandlung von Zeit zu Zeit aufzufrischen. Ein solches Wiederholungstraining läßt sich z. B. organisieren, indem alle 14 Tage zu einer bestimmten Zeit eine Trainingsschwester, ein Arzt, ein Techniker und − was in unserer Erfahrung eine besonders große Rolle spielt − eine Diätassistentin den Heimdialyse-Patienten für Fragen zur Verfügung stehen.

4. Häufigkeit und Dauer der Einzeldialysen

Im Gegensatz zur menschlichen Niere ist die *Künstliche Niere nur zeitweise in Betrieb.* Ein dauernder Anschluß ist aus technischen Gründen bisher unmöglich. Allgemein üblich ist zur Zeit der Rhythmus von *3 Dialysen wöchentlich.* Dadurch werden die Schwankungen der Serumkonzentrationen harnpflichtiger Substanzen wie Kreatinin und Harnstoff gegenüber den teilweise noch, aus Mangel an Dialyseplätzen, praktizierten 2 Dialysen/Woche verringert. Dies wirkt sich eindeutig günstig auf das Befinden und den objektiven Zustand des Patienten aus. So treten z. B. Langzeitkomplikationen wie Anämie und urämische Nervenschädigung (Polyneuropathie) bei 3 Dialysen wöchentlich wesentlich seltener auf. Auch akute Komplikationen wie Hyperkaliämie und Überwässerung (besonders als fluid lung) sind seltener. Ebenso ist die Verträglichkeit der Einzeldialyse bei einem Rhythmus von 3 Dialysen wöchentlich besser (durch niedrigere Konzentration harnpflichtiger Stoffe wird z. B. ein Dysäquilibrium-Syndrom weitgehend vermieden, s. XI, 4.).

a) Dauer der Einzeldialyse

Die Standard-Dialyse-Dauer mit einer normalen, 1 m² großen Plattenniere ist immer noch ca. 8 Stunden. Jedoch kann diese Dialysedauer abhängig von sehr verschiedenen Faktoren variiert werden, wie z. B. dem angewandten Dialysatortyp, der Shuntfunktion (Blutumlauf, venöser Druck), dem Geschlecht, dem Gewicht und der Muskelmasse des Patienten. Auch die sog. *Nierenrestfunktion* ist wichtig zur Festlegung der individuellen Dialyse-Dauer. Man versteht darunter die bei Dialysepatienten eventuell noch vorhandene Funktion der Nieren, für den Patienten erkennbar an einer mehr oder weniger ausgeprägten Urinausscheidung. Die Nierenfunktion wird aus der Serumkonzentration von Kreatinin und Harnstoff bei Ende einer Dialyse und Beginn der darauffolgenden, sowie der zwischen diesen Dialysen ausgeschiedenen Urinmenge und der Kreatinin- und Harnstoff-Konzentrationen dieses Sammelurins errechnet. Sie wird als sog. Rest-Clearance angegeben.
Selbst eine Nierenrestfunktion oder Rest-Clearance von 1% der normalen hat möglicherweise Bedeutung für die Dialyse-Behand-

lung. Nach Überlegungen von Scribner und Mitarbeitern werden bei dieser geringen Nierenrestfunktion noch genau so viel oder mehr der sog. Mittelmoleküle ausgeschieden, als mit Hilfe der gebräuchlichen Dialysatoren.

Unter den *Mittelmolekülen* versteht man Substanzen eines mittleren Molekulargewichtes um 500–1500 (im Gegensatz zu den kleinen Molekülen wie Harnstoff, Kreatinin, Harnsäure u. a.), die für bestimmte Symptome der Urämie verantwortlich sein sollen.

Inzwischen sprechen einige Beobachtungen dafür, daß man selbst bei einer Nierenrestfunktion von 1% der Norm mit wesentlich kürzeren Dialysezeiten als 8 Stunden auskommen kann. Die Nierenrestfunktion nimmt im Laufe der Zeit allmählich ab, so daß dann eventuell eine Verlängerung der Einzeldialyse notwendig wird.

b) Kurzzeitdialyse

Ausgehend von der Theorie der Mittelmoleküle und den Beobachtungen der verkürzten Dialysedauer bei Patienten mit einer gewissen Nierenrestfunktion hat die Kurzzeit-Dialyse in den letzten Jahren große Verbreitung gefunden. Dazu hat auch die Entwicklung besonderer Membranen beigetragen, die die sog. Mittelmoleküle besonders gut passieren lassen (z. B. Polyacrylnitril). Streng genommen versteht man unter Kurzzeitdialyse die Dauerdialysebehandlung von 3 × 4 Stunden wöchentlich oder weniger mit einem 1,0 m^2 großen Dialysator. Im weiteren Sinne bedeutet Kurzzeitdialyse auch die *kurze Dialyse* mit *Dialysatoren großer Oberfläche*, welche in den letzten Jahren zunehmend angeboten werden.

Natürlich ist eine Verkürzung der Dialysedauer von 8 auf 4 Stunden für den Patienten unmittelbar attraktiv. Es muß jedoch betont werden, daß echte Langzeiterfahrungen mit Kurzzeitdialyse, z. B. über mehr als 5 Jahre, bisher nur sehr begrenzt vorliegen.

Es ist also zur Zeit noch verfrüht, die Kurzzeitdialyse generell zu empfehlen. Ein besonderes Problem der Kurzzeitdialyse ist vielfach, besonders bei älteren Patienten, die *rasche Ultrafiltration*, die besonders leicht zu *Hypotonie* führt.

Es ist ferner eine häufige Beobachtung, daß mit Kurzzeitdialyse behandelte Patienten bei eventuellem Auftreten fieberhafter Erkrankungen, Operationen u. a. geringere „Leistungsreserven" aufweisen,

d. h. es kommt bei ihnen häufiger zu schwer kontrollierbaren urämischen Komplikationen als bei Patienten, welche regelmäßig 3 × 8 Stunden dialysiert werden. Grundsätzlich soll die ambulante Beobachtung von Patienten, die sich nur kurz dialysieren, besonders intensiv sein (z. B. auch häufigere EMG-Kontrollen, s. XVII, 3.).
Aus dem Gesagten geht hervor, daß man heute dazu neigt, die Dialysedauer nicht streng schematisch festzulegen, sondern sie auf die besonderen Verhältnisse des einzelnen Patienten abzustimmen. Eventuelle *Änderungen der Dialyse-Dauer sollten nie eigenmächtig erfolgen*, sondern immer mit dem verantwortlichen Dialysearzt abgesprochen werden.

5. Versorgung der Heimdialysepatienten

a) Einleitung

Die Patienten sollen auch bei komplikationslosem Verlauf nach Entlassung in die Heimdialyse in der Betreuung des Dialysezentrums bleiben. Sie müssen jedoch die Gewähr haben, daß sie bei plötzlich auftretenden technischen oder medizinischen Problemen, ggf. auch bei sozialhelferischen Fragen, jederzeit im Dialysezentrum Rat einholen können. Eine Voraussetzung dazu ist, daß ihnen alle erforderlichen Telefonnummern und die Zeit der regelmäßigen Sprechstunden bekannt sind, damit sie bei Fragen ohne Zeitverlust unmittelbar die zuständige Person — Schwester, Techniker, Arzt u. a. — erreichen. Besonders außerhalb der normalen Dienstzeit kommen Anrufe zunächst zu der Schwester. Viele Probleme kann sie telefonisch lösen, bei komplizierten technischen Störungen vermittelt sie das Gespräch an den Techniker, bei medizinischen Fragen schaltet sie den Arzt ein. Die Fixierung des Patienten auf eine bestimmte Schwester kann ungünstig sein, da bei Urlaub oder Krankheit der Patient unter Umständen nicht recht weiß, an wen er sich wenden muß. Prinzipiell muß ihm jede Schwester bzw. jeder Techniker oder auch Arzt der Abteilung raten oder helfen können.

110

b) Technische Versorgung

Zur technischen Versorgung der Heimdialysepatienten gehören eine *regelmäßige Telefonsprechstunde,* ein *Reparaturdienst,* Rufbereitschaft eines Technikers außerhalb der normalen Dienstzeit, ein *regelmäßiger Gerätewartungsdienst* und die regelmäßige Materiallieferung.

1. Wartung: Eine regelmäßige Wartung der Dialysegeräte, d. h. eine Durchsicht unabhängig von aufgetretenen Defekten, ist unbedingt erforderlich. Diese kann von der Herstellerfirma übernommen werden oder besser von den Technikern der Dialyseabteilung. Die erfahrungsgemäß anfälligsten Teile wie Leitfähigkeitsinstrument, Proportionierungspumpe und das gesamte Monitorsystem müssen besonders gründlich überprüft werden. Zur Wartung gehört auch eine regelmäßige, z. B. 2monatliche Dialysatkontrolle. Selbstverständlich darf nach jeder Neueinstellung der Proportionierungspumpe oder des Leitfähigkeitsinstruments erst nach einer Waschlösungskontrolle wieder dialysiert werden.

2. Reparaturdienst: Dieser wird am besten von Technikern der Dialyseabteilung gestellt und so organisiert, daß Reparaturen in aller Regel zwischen 2 Dialysen ausgeführt werden können. Ggf. muß jedoch die Möglichkeit bestehen, Patienten bis zur Ersatzteilbeschaffung im Zentrum zu dialysieren. Die Meldung von Maschinendefekten, die nicht sofort behoben werden müssen, geschieht während der regelmäßigen täglichen 1–2 stündigen Telefonsprechstunde der Dialyse-Techniker. Diese Sprechstunden sind auch dazu gedacht, um alle dialysetechnischen Fragen des Patienten zu beantworten.

3. Rufbereitschaft: Besonders im Hinblick auf Patienten, die sich nachts dialysieren (z. B. Berufstätige) ist ein Techniker-Bereitschaftsdienst außerhalb der normalen Arbeitszeit, d. h. also auch nachts und am Wochenende, zur Versorgung der Heimdialysepatienten entscheidend. Die meisten dieser Probleme lassen sich telefonisch von dem im Dialysezentrum ständig anwesenden Personal regeln, so daß die Patienten nach Einholung eines technischen Ratschlages die Dialyse zu Hause fortsetzen können. Ausnahmsweise jedoch müssen zumindest am Samstag dringende Reparaturen vom Techniker-Bereitschaftsdienst erledigt werden.

Es sei in diesem Zusammenhang nochmals bemerkt, daß bei einwandfreier Dialysebehandlung und Beachtung der Dialysevorschriften eine Verschiebung der Dialyse um 24 Std. in der Regel für den Patienten keine Gefahr bedeutet.

4. Materiallieferung: Wichtiger Bestandteil der technischen Versorgung ist die regelmäßige Materiallieferung. Die Organisation dieser Lieferung richtet sich natürlich nach der Größe des Dialysezentrums. Bei Zentren, welche viele Heimdialysepatienten versorgen, wird die Materiallieferung z. B. derartig organisiert, daß vom Patienten ausgefüllte Bestellisten von den Technikern der Dialyseabteilung durchgesehen und an ein Auslieferungslager zur Veranlassung weitergegeben werden.

Änderungen der Belieferung sollten mit dem Zentrum abgesprochen werden und nicht selbständig vom Lager aus erfolgen.

Wegen des meist begrenzten Platzes in den Wohnungen des Patienten wird sperriges Dialysematerial wie die Dialysatoren, Blutschlauchsysteme, Konzentratkanister und Infusionsflaschen monatlich geliefert. Kleinmaterial wie Kanülen, Tupfer, Verbandsstoffe und Heparinampullen bestellt der Patient zweckmäßiger anhand einer ¼ Jahresliste.

Eventuelle Änderungen des Materialbedarfes sollten der verantwortlichen Stelle so rechtzeitig gemeldet werden, daß sie bei der nächsten Lieferung bereits berücksichtigt werden können.

c) Medizinische Versorgung

Das Ausmaß der ambulanten medizinischen Versorgung von Heimdialysepatienten richtet sich nach deren jeweiligem Zustand. Grundsätzlich beinhaltet die *ärztliche Heimdialyseversorgung*:
1. die routinemäßige Untersuchung aller Heimdialysepatienten,
2. die laufende Überwachung spezieller Probleme einiger Patienten,
3. eine regelmäßige Sprechstunde für die Heimdialysepatienten,
4. eine durchgehende Rufbereitschaft,
5. ständige Anwesenheit eines Dialysearztes im Zentrum.

Routinemäßige Untersuchung aller Heimdialysepatienten
Diese Untersuchungen erfolgen unabhängig von besonderen medizinischen Problemen in Abständen von etwa 3–4 Monaten. Neben

einer gründlichen ärztlichen Untersuchung werden dazu eine Reihe von Laborkontrollen, EKG und eine Röntgen-Aufnahme des Thorax vorgenommen (sog. kleine Checklist). Zusätzliche Untersuchungen wie Elektromyogramm, abgekürzt EMG bzw. die Messung der Nervenleitgeschwindigkeiten, Röntgen-Aufnahmen verschiedener Skelettanteile (z. B. Hände, Wirbelsäule, Schädel) wie auch bestimmte Blutuntersuchungen zur Kontrolle des Fettstoffwechsels u. a. werden in größeren Zeitintervallen wiederholt (sog. große Checklist).

Die Blutuntersuchungen bei Dialysepatienten sind in vieler Hinsicht nur als Stichproben anzusehen. Denn manche blutchemischen Befunde können sich kurzfristig ändern. Diese Veränderungen werden dann bei der Checklist eventuell nicht erfaßt. Insbesondere gilt das für Kalium, dessen Serum-Konzentration, wie bereits erwähnt, am häufigsten durch Diätfehler bedingt, innerhalb von Stunden deutlich ansteigen kann. Mit allem Vorbehalt sind in Tabelle 10 für Dialysepatienten „akzeptable" Blutbefunde angeführt.

Die Konzentrationen von Harnstoff-N, Kreatinin, Kalium und Phosphat liegen bei Kurzzeitdialyse und Peritonealdialyse oft wesentlich über den in der Tabelle angegebenen Werten.

In Tabelle 11a und Tabelle 11b sind jeweils Vordrucke für das bei uns übliche Untersuchungsprogramm von Heimdialyse-Patienten wiedergegeben.

Tabelle 10. Wesentlichste Blutbefunde vor und nach Dialyse bei Dauerdialysepatienten. (Erläuterung s. Text)

		vor Dialyse	nach Dialyse
Kreatinin	(mg%)	8–14	4–8
Harnstoff-N	(mg%)	60–80	30
Harnsäure	(mg%)	< 8[a]	5
Kalium	(mval/l)	5,0–5,5	3,0–3,5
Calcium	(mval/l)	4,5–5	5,0–5,5
anorg. Phosphat	(mg%)	< 6[a]	ca. 4,0
Hb	(g%)	8–12	~
Erythrocyten	(Mill/mm^3)	2,5–4,0	~
Hämatokrit	(%)	20–35	~

[a] < = weniger als
~ = etwa gleich

Tabelle 11. (a) Untersuchungsbogen für Heimdialyse-Ambulanz (Vorderseite)

Name:	Vorname:	Datum . . . . letzte Dialyse am: (von. . . . . .bis. . . . . .)

alle . . . Monate

BSG
Hb/Erythrocyten/Hämatokrit
Reticulozyten/Thrombocyten
Leukocyten/Diff.-BB

Harnstoff-N
Kreatinin
Harnsäure
Natrium/Kalium
St.-Bicarbonat
Calcium
anorgan. Phosphat
alkal. Phosphatase
GOT/GPT/γGT
Bilirubin
Australia-Antigen-Antikörper
Eisen
Transferrin

EKG
Rö.-Thorax

+ alle . . . Monate

Elektrophorese
Triglyzeride/Ges. Cholesterin
Urin-Kultur
Rö.-Hände
NLG
Augenhintergrund

+ bei Aufnahme

Photo
Rö.-Nierenleeraufnahme u. Tomogr.
Rö.-Magen
Rö.-BWS-, LWS
Rö.-Acromioclavicular-Gelenke
Körpergröße

Zusätzliche Untersuchungen:

Tabelle 11. (b) Untersuchungsbogen für Heimdialyse-Ambulanz (Rückseite)

Datum . . . .

Zwischenanamnese:

Befinden/Beschwerden:

Befund:

        Gewicht: Trockengewicht:
        (Gewichtsabnahme bei Dialyse   )
            liegend   stehend

RR
  vor Dialyse
  nach Dialyse
  Herz:
  Lunge:
  Sonstiges:

  Menstruation:

Shunt:

Dialysen:
(Nr.   )

Medikamente:

Diät: Trinkmenge:
Rehabilitation/Berufstätigkeit: (Restdiurese:)

Besonderheiten:

Diese regelmäßigen Untersuchungen ermöglichen die Früherkennung typischer Langzeitkomplikationen während der Dialysebehandlung (s. XVII.).

Einer besonderen Überprüfung bedarf jedesmal das sog. Trockengewicht. Entscheidend ist ferner die Prüfung der Shuntfunktion, damit eine, in absehbarer Zeit notwendig werdende Shuntoperation rechtzeitig geplant werden kann.

Mit besonderer Sorgfalt müssen auch die gesammelten Dialyseprotokolle durchgesehen werden, um eventuelle Probleme zu erkennen (s. S. 83).

Laufende Überwachung spezieller Probleme

Zur Überwachung und Behandlung spezieller Probleme wie Hypertonie, Herzinsuffizienz, Anämie und Osteopathie sind häufigere Vorstellungen in der Dialysesprechstunde und zusätzliche Untersuchungen erforderlich. Grundsätzlich müssen auch Patienten, die mit sog. Kurzzeitdialysen behandelt werden, intensiver ambulant versorgt werden.

Regelmäßige Heimdialyse-Sprechstunde

Unabhängig von den regelmäßigen, 3–4 monatlichen Untersuchungen gibt es eine regelmäßige Sprechstunde für Heimdialysepatienten z.B. 2× wöchentlich. Wenn es sich nicht um ganz dringende Probleme handelt, sollten sich die Patienten dazu möglichst anmelden, damit vorher bestimmte Untersuchungen (z.B. Blutbild, Kalium, Röntgen-Aufnahme) angesetzt werden können, deren Ergebnisse dann in der Sprechstunde bereits vorliegen. Die Patienten sollten grundsätzlich zu den ärztlichen Sprechstunden die Dialyseprotokolle mitbringen, da sie wesentlichen Aufschluß über den Behandlungsverlauf liefern.

Bei Versorgung einer großen Zahl von Heimdialysepatienten ist häufig auch außerhalb der normalen Sprechstundenzeiten eine ambulante ärztliche Untersuchung bzw. Behandlung notwendig.

Telefonische Rufbereitschaft

Ähnlich wie eine Techniker-Rufbereitschaft außerhalb der normalen Dienstzeit ist für den ärztlichen Bereich eine telefonische Rufbereitschaft notwendig, besonders wenn eine große Zahl von Heimdialysepatienten zu versorgen ist.

116

Anlaufstelle für medizinische Fragen bzw. Probleme von Heimdialysepatienten ist zunächst die Dialyseabteilung, bzw. der dort diensthabende Arzt. Wenn dieser das anfallende Problem (z. B. notwendiger Hausbesuch) nicht lösen kann, verständigt er den für den Rufdienst eingeteilten Kollegen.

Ständige Anwesenheit eines Dialysearztes im Dialysezentrum
Zur Versorgung von Heimdialysepatienten, welche akut in die Klinik aufgenommen werden müssen, ist die Dialyseabteilung Tag und Nacht mit einem dialyseerfahrenen Arzt besetzt.

6. Rücknahme zum Zentrum

Die Rücknahme von Heimdialysepatienten in das Dialysezentrum kann aus verschiedenen Gründen notwendig werden. Die häufigsten Ursachen sind:
technische Komplikationen,
medizinische Komplikationen,
sog. soziale Probleme,
Nach-Training.

a) Technische Komplikationen

Sog. „Auffangdialysen" aus technischen Gründen sind um so seltener, je besser der technische Dienst organisiert ist. Trotzdem kann auch bei bester Organisation ausnahmsweise die Ersatzteilbeschaffung mehr als 24 Stunden in Anspruch nehmen, so daß eine überbrückende Dialyse im Zentrum notwendig wird.
Während längerer Trockenperioden kann es vorkommen, daß der Leitungswasserdruck z. B. in Hochhäusern für den Betrieb der Dialysegeräte nicht ausreicht, so daß unter Umständen aus technischen Gründen der betreffende Patient vorübergehend in der Klinik dialysiert werden muß.

b) Medizinische Komplikationen

Verschiedene medizinische Ursachen machen eine ambulante oder stationäre Rücknahme von Heimdialysepatienten erforderlich.

1. ambulante Auffangdialysen: Indikationen sind z. B. wiederholte Punktionsprobleme, wodurch der Patient über längere Zeit zu Hause ungenügend dialysiert wurde; Schwierigkeiten bei der Ultrafiltration (Wadenkrämpfe trotz Ödemen, Hypotonie bereits bei geringer Ultrafiltration); allmählich entstandene Hypertonie und die Entwicklung einer Neuropathie.

Vielfach lassen sich die Auffangdialysen vermeiden, wenn die Patienten rechtzeitig bei derartigen Problemen in die regelmäßige oder außerplanmäßige Heimdialysesprechstunde kommen.

2. ambulante Dauerrücknahme: Gelegentlich ist auch die dauernde Rücknahme eines Heimdialysepatienten in das Zentrum erforderlich, z. B. nach wiederholten Shuntkomplikationen oder bei Entwicklung einer schweren Herzinsuffizienz.

3. Aufnahme zur stationären Behandlung: Gründe für *vorübergehende* stationäre Aufnahmen sind z. B. Shunt- oder Allgemeininfektionen, nicht beherrschbare Hypertonie, Hepatitis oder eine akut notwendige Operation (z. B. Blinddarm, Magengeschwür).

Demnach muß die Dialyseabteilung neben den eigentlichen Dialyseplätzen unbedingt über eine Bettenstation mit der gesamten modernen Ausrüstung einer sog. Intensivstation verfügen. Private Dialyseinstitute, welche auch Heimdialysepatienten betreuen, müssen für stationäre Auffangdialysen eine generelle Absprache mit einer benachbarten Klinik treffen.

c) Sog. soziale Probleme

Gemeint sind damit in erster Linie die Rücknahmen wegen *vorübergehendem* oder *dauerndem Ausfall der Betreuungsperson.* In Frage kommen z. B. Krankheit, Kuraufenthalte oder Ferienreisen der Betreuungsperson.

Grund für die dauernde Rücknahme eines Heimdialysepatienten in das Zentrum aus sozialer Indikation ist z. B. auch die Trennung des Patienten von der Betreuungsperson (Auszug eines jugendlichen Patienten aus der elterlichen Wohnung, Ehescheidung u. a.). Auch die Tatsache, daß die Betreuungsperson auf die Dauer durch die Heimdialyse psychisch zu sehr belastet wird, (z. B. nach wiederholten medizinischen Komplikationen) kann zur Rücknahme führen.

d) Nach-Training

Auf die eventuelle Notwendigkeit eines Nach-Trainings, z. B. Umstellung auf ein neues Dialysegerät, wurde bereits an anderer Stelle hingewiesen.
Im Falle der vorübergehenden oder dauernden Rücknahme des Patienten aus der Heimdialyse in die Klinik müssen besondere organisatorische Vorkehrungen getroffen werden, wenn es sich um einen Australia-Antigen-positiven Patienten handelt (s. XVII, 5.)

e) Häufigkeit von Auffangdialysen

Die Häufigkeit notwendiger Auffangdialysen aus technischen, medizinischen und sozialen Gründen wird verschieden angegeben. Im allgemeinen rechnen wir mit 5–10%. Demnach müssen bei einer Zahl von z. B. 100 Heimdialysepatienten jederzeit 5–10 Betten bzw. Dialyseplätze für eventuell nötige ambulante oder stationäre Auffangdialysen bereitgehalten werden. Die Zahl der Heimdialysepatienten, die maximal von einer Dialyseabteilung versorgt werden können, richtet sich also nach der Anzahl der Betten bzw. Dialyseplätze, die im Zentrum für Auffangdialysen zur Verfügung stehen.

7. Modifizierte Heimdialyse als sog. „Limited-Care-Dialyse"

Unter Limited-Care-Dialyse ist die Dialysebehandlung bestimmter Patienten in einem besonderen Dialysebereich zu verstehen, in dem sich die Patienten ähnlich wie zu Hause weitgehend alleine versorgen. Der Ausdruck Limited-Care bedeutet begrenzte fürsorgende Behandlung. Dabei ist zu betonen, daß zwar das *Ausmaß der Überwachung* in solchen Abteilungen geringer ist als im Klinik-Zentrum, nicht jedoch die *Qualität der Versorgung*. In „Limited-Care-Zentren" darf deshalb auch nur geschultes Dialysepersonal (Schwester, Techniker und Ärzte) eingesetzt werden.

a) Indikation für Limited-Care-Dialysen

In Frage kommen für diese Art der Behandlung grundsätzlich nur solche Patienten, die im Grunde für Heimdialyse geeignet wären,

bei denen jedoch aus verschiedenen äußeren Gründen eine Heimdialysebehandlung nicht möglich ist, z. B.
1. fehlende Betreuungsperson
2. zeitliche und psychische Über(be)lastung der Angehörigen (z. B.
   berufstätige Ehefrau des Patienten mit kleinen Kindern)
3. ungeeignete Wohnverhältnisse.

b) Ausbildung der Patienten für Limited-Care-Behandlung

Da sich die Patienten im Limite-Care-Zentrum weitgehend selbständig versorgen sollen, müssen sie so wie die Heimdialysepatienten systematisch ausgebildet werden. Nach Möglichkeit sollten auch
Limited-Care-Patienten zur Punktion ihrer Cimino-Fistel angeleitet
werden, so daß nur zu den Handreichungen beim Anschluß eine
Hilfsperson notwendig ist.

c) Vergleich von Limited-Care-Dialyse, Heimdialyse und Zentrumdialyse

1. Ein entscheidender Vorteil der Limited-Care-Dialyse gegenüber
der Klinikdialyse ist der wesentlich geringere Personalbedarf, wodurch eine wesentlich größere Zahl von Patienten behandelt werden
kann. Gegenüber dem unruhigen Klinikdialysebetrieb, (z. B. längere
Wartezeiten der Patienten durch Verzögerung des Freiwerdens seines Dialyseplatzes) bietet die Limited-Care-Dialyse die Chance einer besseren Rehabilitation.
2. Ein Vorteil der Limited Care Dialyse gegenüber der Heimdialyse
ergibt sich durch den regelmäßigen Kontakt mit den Schwestern
und durch regelmäßige ärztliche Visiten im Limited-Care-Zentrum,
wodurch eventuell auftretende Komplikationen früher erkannt werden können.
Durch Kontakt mit anderen Patienten und Benutzung der gleichen
Dialysegeräte von mehreren Kranken besteht ähnlich wie im Klinik-
Dialyse-Zentrum ein höheres Risiko einer Hepatitis-Infektion als
bei der Heimdialyse.
Ein weiterer Nachteil gegenüber der Heimdialysebehandlung ist die
feste Bindung an bestimmte Dialysezeiten, was zu einer gegenüber
der Heimdialyse deutlich schlechteren Rehabilitation führt. Das gilt
besonders für Gegenden mit langen Anfahrtswegen des Patienten

120

zum Limited-Care-Zentrum. Deshalb ist die Einrichtung dieser Zentren besonders für Ballungsgebiete (Großstädte) geeignet.

d) Ärztliche Versorgung der Limited-Care-Patienten

Im Limited-Care-Zentrum ist eine dauernde ärztliche Anwesenheit nicht erforderlich, da die Patienten genau wie für die Heimdialyse ausgebildet sind. Bei eventuellen Komplikationen muß jederzeit die Möglichkeit der Überweisung zum Klinikdialysezentrum bestehen. Die ambulante Versorgung von Limited-Care-Patienten entspricht dem Umfang, wie er bei Heimdialysepatienten nötig ist, da es sich lediglich um eine Sonderform der Heimdialysebehandlung handelt.

8. Medikamente bei Dialysebehandlung

Im Kapitel über die normale Nierenfunktion wurde bereits die Ausscheidung vieler Medikamente als wichtige Aufgabe erwähnt. Bei Niereninsuffizienz ist diese Fähigkeit der Nieren weitgehend eingeschränkt oder aufgehoben. Zahlreiche Mittel wie verschiedene Antibiotika (Penicillin, Cephalothin, Gentamycin, Tetrazycline) und Medikamente zur Behandlung einer Herzinsuffizienz (Digimerck, Novodigal) dürfen bei Nierenkrankheiten nur in geringerer Menge als bei Nierengesunden eingenommen werden. Andernfalls würde es zu Überdosierungserscheinungen kommen.
Auch durch die Dialyse werden viele Medikamente nur ungenügend entfernt, so daß sie bei Dialysepatienten nur in geringerer als der Normaldosis verordnet werden dürfen. Hinzu kommt, daß durch die Dialyse bestimmte Nebenwirkungen einiger Medikamente auch bei korrekter Dosierung besonders leicht auftreten: Mittel zur Hochdruckbehandlung führen beispielsweise eher zu einem Blutdruckabfall während oder nach der Dialyse. Ein anderes Beispiel sind die herzwirksamen Medikamente, die bei Dialyse Nebenwirkungen wie Pulsunregelmäßigkeiten oder Herzjagen verursachen können (s. XI, 1.).
Daraus folgt, bei Niereninsuffizienz und Dialysebehandlung nur Medikamente zu verordnen, deren Zusammensetzung, Ausscheidung und Nebenwirkungen bekannt sind. Wie bereits erwähnt, sind

blutdrucksenkende Medikamente und Herzmittel in der Regel nach
Beginn der Dialysebehandlung nicht mehr erforderlich.

Für die medikamentöse *Standard-Therapie* bei Dialysepatienten
sind meist folgende Mittel ausreichend:
Vitamin-Präparate
Eisenpräparate
sog. Phosphatbinder
ggf. Antikoagulantien

a) Vitaminpräparate

Die regelmäßige Zufuhr bestimmter Vitamine in Dragee- oder Ta-
blettenform ist nötig, weil Dialysepatienten vitaminreiche Nahrungsmittel wie Obst und Gemüse wegen des gleichzeitig hohen Ka-
liumgehaltes einschränken müssen. Ein weiterer Grund ist der Verlust der wasserlöslichen B-Vitamine und der von Vitamin-C über
die Dialysemembran in das Dialysat.
Vitaminpräparate, die die Vitamine A, D und K enthalten, sollten
nicht bzw. nur nach ausdrücklicher Rückfrage bei dem Dialysearzt
verordnet werden.

b) Eisenpräparate

Ähnliches wie für Vitamine gilt für die Gabe von eisenhaltigen Prä-
paraten. Bei jeder Dialyse bleibt eine kleine Menge Blut, und damit
auch Eisen, im Dialysator zurück. Dieser Verlust kann durch die
Nahrung allein nicht ausgeglichen werden. Zumeist werden Eisenpräparate in Drageeform verabreicht. In manchen Fällen muß wegen gestörter Eisenaufnahme im Darm das Eisen jedoch injiziert
werden (s. XVII, 1.).

c) Phosphatbinder

Aluminiumhydroxyd (Beispiel: Aludrox, Alucap) vermindert die
Aufnahme von Phosphaten aus der Nahrung und führt so zu einer
Abnahme der Serum-Konzentration von anorganischem Phosphat.
Dadurch wird die Überfunktion der Nebenschilddrüsen gebremst

und so der renalen Dialyse-Osteopathie entgegengewirkt (s. XVII, 4.). Bei Dialysepatienten ist streng auf die regelmäßige Einnahme von Aluminiumhydroxyd zu achten, da neben Symptomen der eigentlichen Knochenkrankheit gichtähnliche Beschwerden durch Kalzium-Phosphat-Ablagerungen im Gewebe auftreten können. Die zu einer ausreichenden Senkung des Serumphosphats (vor Dialyse unter 6 mg%) nötige Aluminiumhydroxid-Dosis ist von Patient zu Patient sehr verschieden, sie schwankt zwischen 3 × 2 und 3 × 5 Tabletten à 440 mg täglich. Nur ausnahmsweise ist eine regelmäßige Einnahme von Phosphatbindern bei Dialysepatienten nicht nötig.

d) Antikoagulantien

Antikoagulantien sind Mittel, welche die normale Gerinnungsfähigkeit des Blutes herabsetzen. Heparin hat diese Wirkung, die allerdings nur wenige Stunden anhält. Darum ist es zur Verhütung der Blutgerinnung im extracorporalen Kreislauf besonders geeignet.
Bei *Patienten mit Scribner-Shunt* ist es manchmal vorteilhaft, zur Verhütung einer Shunt-Thrombose die Blutgerinnung dauernd herabzusetzen. Dazu verwendet man Substanzen wie Marcumar. Die richtige Tablettenmenge wird anhand der sog. Thromboplastinzeit (TPZ) für jeweils 1–2 Wochen festgelegt. Dieser TPZ-Wert sollte um 20–30% liegen.
Bei Überdosierung von Antikoagulantien kann es zu größeren Hämatomen und äußerlichen Blutverlusten bei minimalen Verletzungen (z. B. Nasenbluten, Zahnfleischbluten) oder durch verstärkte Menstruation kommen.
Wichtig ist ferner die *Beachtung folgender Hinweise:*
1. bei gleichzeitiger Einnahme von Marcumar und bestimmten Grippe- und Schmerzmitteln wird die gerinnungshemmende Wirkung von Marcumar verstärkt. Es kommt dann leichter zu Blutungen. Darum sollte vor Einnahme solcher Medikamente grundsätzlich der Arzt befragt werden.

2. bei stärkerer Blutung durch Antikoagulantien sollte die Dialyseabteilung verständigt werden. Nötigenfalls läßt sich die Marcumar-Wirkung durch Vitamin-K aufheben.

3. Im Fall einer notwendigen Operation u. a. auch vor einer Zahn-
extraktion, kann Marcumar vorübergehend abgesetzt, und ggf. Vitamin-K gegeben werden.

9. Anhang

a) Sog. Kationenaustauscher

Die Kationenaustauscher (z. B. Resonium-A, Calcium-Serdolit) be-
sitzen die Fähigkeit, im Darm im Austausch gegen Natrium oder
Kalzium Kalium zu binden. Sie werden deshalb zur Behandlung
bzw. Vermeidung einer Hyperkaliämie verwandt. Sie sind beispielsweise angezeigt, wenn nach Anlage eines neuen Shunts die nächste
Dialyse möglichst weit hinausgezögert werden soll.

b) Schwangerschaftsverhütung

Bei Dialysepatientinnen, deren Periode noch regelrecht verläuft,
kann es in Ausnahmefällen zu einer Schwangerschaft kommen. Da
jedoch eine solche Schwangerschaft fast nie normal ausgetragen
wird und andererseits für die Patientin ein erhöhtes Risiko darstellt,
ist die Einnahme der „Pille" ratsam. Durch diese Mittel wird häufig
das Ausmaß der Menstruation geringer. Insofern sind sie günstig zur
Besserung der Anämie.
Als Nebenwirkung beobachtet man gelegentlich eine Hypertonie.

XIV. Diät bei Dialysebehandlung

1. Einleitung

Den meisten Patienten werden im Verlauf ihrer Krankheit unterschiedliche, je nach Krankheitsstadium wechselnde Diäten verordnet. Das wichtigste Prinzip der Diät vor Beginn der Dialysebehandlung ist die Beschränkung der täglichen Eiweißzufuhr, die manchmal in extremer Form gehandhabt wird. Oft jedoch scheitert die Durchführung einer derart strengen Diät an ihrer Eintönigkeit, insbesondere wenn sie wegen Hypertonie oder Neigung zu Flüssigkeitseinlagerung auch noch salzarm sein muß.
Glücklicherweise können mit Beginn der Dialysebehandlung einige der strengen Diätanweisungen gelockert werden. Dennoch sind verschiedene Hinweise zur Kalorien- und Eiweißzufuhr, Flüssigkeits-, Natrium- und Kaliumbeschränkung zu beachten, die im folgenden der Reihe nach besprochen werden.
Diese Diätvorschriften gelten für Hämodialyse und Peritonealdialyse in gleicher Weise.

2. Kalorienzufuhr

Fast regelmäßig ist bei fortgeschrittener chronischer Niereninsuffizienz der Appetit erheblich beeinträchtigt. Sehr häufig leiden die Patienten unter Übelkeit und Erbrechen. Dies führt dazu, daß es zu einem beträchtlichen Abbau „echter" Körpersubstanz kommt, besonders wenn über einen längeren Zeitraum eine extrem eiweißarme Kost angeordnet worden war. Dieser Substanzverlust wird allerdings oft durch gleichzeitige Wassereinlagerung verdeckt. Wie groß

der Verlust an echter Körpersubstanz tatsächlich ist, zeigt sich nach
Beginn der Dialysebehandlung, wenn dem Patienten durch Ultrafiltration in wenigen Wochen unter Umständen 10–15 kg Wasser entzogen werden.

Häufig ist bereits nach wenigen Dialysen eine *Besserung des Appetits* festzustellen. Die Patienten können und sollen dann *reichlich*
und *nahrhaft,* d. h. *kalorienreich* essen. Da der Kalorienbedarf von
Dialysepatienten höher ist als bei Gesunden, bedeutet dies unter
Ruhebedingungen eine Zufuhr von 40–50 Kalorien/kg Körpergewicht, d. h. bei 65–75 kg schweren Personen etwa 2500–3000 Kalorien. Nur unter diesen Umständen kommt es *allmählich* zu einer
Zunahme des Körpergewichtes. Die rasche Gewichtszunahme zwischen den Dialysen dagegen ist durch Wassereinlagerung bei übermäßiger Flüssigkeitszufuhr bedingt (s. S. 128).

Da Fette etwa doppelt so viel Kalorien liefern wie Kohlehydrate
und Eiweiß, ist zur Durchführung einer hochkalorischen Kost *reichlich Fett* zu verwenden: es soll stets mit viel Fett gekocht werden,
Brot soll dick mit Streichfett bestrichen werden. Fetter Käse, fettes
Fleisch, sowie Schlagsahne, Sahnequark und Sahnetorte sind ebenfalls ratsam, solange die Patienten ihr früheres Körpergewicht noch
nicht wieder erreicht haben. Nach Möglichkeit sollten *überwiegend
pflanzliche Fette* (z. B. Pflanzenmargarine, Olivenöl, Sonnenblume-
nöl) verwendet werden, da sie durch ihren Gehalt an sog. ungesät-
tigten Fettsäuren möglicherweise das Risiko schwerwiegender Ge-
fäßveränderungen (Arteriosklerose) bei Dialysepatienten verringern. Auch der reichliche Verbrauch von *Zucker* (zum Süßen von
Getränken und Süßspeisen), Honig und Marmelade trägt zur Gewichtszunahme bei.

Bei starkem Untergewicht kann die Kost durch industriell herge-
stellte hochkalorische Kohlenhydrat-Präparate wie Malto-Dextrin
angereichert werden.

Eine wichtige Voraussetzung zur Gewichtszunahme sind regelmäßige, häufige Mahlzeiten (z. B. Essen am Arbeitsplatz, 3 Hauptmahl-
zeiten und mindestens 2 Zwischenmahlzeiten).

Viele Patienten empfinden besonders bei der Dialyse ein starkes
Hungergefühl, das teilweise durch Übertritt von Glukose in die
Waschlösung zu erklären ist (sofern das Dialysat keine Glukose ent-
hält). Es ist jedoch davor zu warnen, während der Dialyse „alles"

zu essen, d. h. also auch kaliumreiche Nahrungsmittel. Auch während der Dialyse soll nur das gegessen werden, was im Rahmen der sonst angeordneten Diät erlaubt ist.

3. Eiweißzufuhr

Zum besseren Verständnis soll kurz auf das *Prinzip der eiweißbeschränkten Diät* eingegangen werden. Zur Erhaltung des Körpergewichtes ist neben einer kalorienreichen Kost eine ausreichende Zufuhr von Nahrungseiweiß unbedingt notwendig. Eiweiß unterliegt im Stoffwechsel einem dauernden Aufbau und Abbau. Das Endprodukt des Eiweißaufbaues ist Harnstoff, der bei Nierenkranken nur ungenügend ausgeschieden wird. Das Ziel der diätetischen Eiweißbeschränkung bei chronischer Niereninsuffizienz ist, die Menge von abgebautem Eiweiß zu vermindern; infolgedessen kommt es zu einer Abnahme der Serum-Harnstoff-Konzentration. *Der Mindestbedarf von Eiweiß* unterschiedlicher Qualität (s. u.), liegt bei etwa 0,5 g/kg Körpergewicht. Unterhalb dieser Grenze besteht immer die Gefahr des Abbaues von Körpersubstanz (sog. Katabolismus, negative Stickstoffbilanz). Neben der *Menge* spielt die *Art* der zugeführten Eiweiße eine entscheidende Rolle: sog. biologisch hochwertiges Eiweiß wird dem Körper durch seinen hohen Gehalt an essentiellen Aminosäuren besser nutzbar gemacht, so daß weniger Harnstoff entsteht als bei Zufuhr einer gleichgroßen Menge von Eiweiß schlechterer Qualität. Das ist das Prinzip der *selektiven Eiweißdiät,* bei der *überwiegend biologisch hochwertiges Eiweiß* zugeführt wird. Hochwertiges Eiweiß sind z. B. Eier- und Milcheiweiß, etwas ungünstiger sind Fleisch, Geflügel und Fisch. Am ungünstigsten für Nierenkranke sind pflanzliche Eiweiße, wie sie z. B. in Brot oder Gemüse (Bohnen u. a.) enthalten sind.
Bei einem Rhythmus von 3 Hämodialysen wöchentlich ist eine *Beschränkung der Eiweißzufuhr grundsätzlich nicht mehr notwendig.* Empfehlenswert ist die Zufuhr von 1–1,5 g Eiweiß/kg Körpergewicht. Das gilt auch für die Dauer-Peritonealdialysebehandlung, um den Eiweißverlust auszugleichen (S. XVIII, 3.).
Die täglich zugeführte Eiweißmenge kann bei Verwendung hochwertiger Eiweiße noch weiter erhöht werden. Die Zufuhr von

Milchprodukten als Eiweißträger ist wegen des gleichzeitigen Natrium- und Phosphatgehaltes einzuschränken. Brot enthält Eiweiß minderer Qualität, ferner relativ viel Natrium und Kalium und sollte deshalb nicht im Übermaß gegessen werden.

4. Flüssigkeitsbeschränkung

Mit Beginn der Dialysebehandlung läßt die Urinausscheidung in der Regel sehr schnell nach. Zugeführtes Wasser wird dann fast ausschließlich über die Künstliche Niere entfernt. Infolgedessen ist eine *Beschränkung der Flüssigkeitszufuhr erforderlich*. Nachdem die meisten Patienten, solange sie noch nicht dialysiert werden, eher reichlich trinken sollten, fällt ihnen die Umstellung und Anpassung an die verminderte Flüssigkeitsausscheidung erfahrungsgemäß sehr schwer. Besonders in den ersten Wochen der Dialysebehandlung ist daher gerade hinsichtlich der Flüssigkeitszufuhr eine regelmäßige Beratung durch eine Diätassistentin zweckmäßig, die über die Vermeidung von Flüssigkeit bei der Speisezubereitung (z. B. Suppen, Soßen u. dgl.) aufklären kann.

Die Menge der erlaubten Flüssigkeit richtet sich nach der täglichen Harnausscheidung: sie darf ca. 300 ml über dieser liegen. Da im Verlauf der Dialysetherapie häufig kein Urin mehr ausgeschieden wird, bedeutet das u. U. eine Beschränkung der Flüssigkeitsmenge auf 300 ml/Tag. Die einfachste Kontrolle darüber, ob die Flüssigkeitsbeschränkung korrekt eingehalten wird, erhält man durch Feststellung der Gewichtsschwankungen zwischen den Dialysen. *Die Gewichtszunahme zwischen den Dialysen soll maximal 1,5 kg betragen.* Auf die Gefahren der übermäßigen Flüssigkeitszufuhr wurde mehrfach hingewiesen (Flüssigkeitslunge, Hypertonie, Herzbelastung, Neigung zu Hypotonie durch starke Ultrafiltration). *Durst wird durch Salz verstärkt,* infolgedessen fällt die Flüssigkeitsbeschränkung leichter bei gleichzeitiger Einschränkung der Kochsalzzufuhr.

Trinkmenge und Flüssigkeitszufuhr sind keineswegs gleichzusetzen: viele „feste“ Nahrungsmittel enthalten große Mengen an Flüssigkeit. Dies muß bei der täglich erlaubten Trinkmenge mitberücksichtigt werden, bzw. von der Trinkmenge abgezogen werden. Wasser-

128

reiche „feste" Nahrungsmittel sind Obst, Gemüse, Salat, Kartoffeln, aber auch Käse und verschiedene Brotsorten. Suppen, Eintopfgerichte, Soßen und Kaltschalen sind wegen ihres großen Wassergehaltes grundsätzlich zu meiden.

Bei der Auswahl der Getränke ist folgendes zu beachten: Wein, Obst- und Gemüsesäfte, Milch und viele Mineralwässer sind reich an Kalium oder Natrium und darum zu meiden. Erlaubt sind Kaffee, Tee, Bier, Selters, Fachinger und Limonaden.

5. Kochsalzzufuhr

Auf die Zusammenhänge von Natrium- bzw. Kochsalzzufuhr, Hypertonie und Wassereinlagerung soll hier nicht noch einmal eingegangen werden (S. VI, 2.a und XVII, 2.).

Fast immer wird bei Dauerdialysetherapie eine vorher bestehende Hypertonie behoben. Dann erübrigt sich eine längere Beschränkung der Kochsalzzufuhr. Den meisten Dialysepatienten ist auf Dauer eine leicht bis normal gesalzene Kost, d.h. täglich 5–10 g, entsprechend 85–170 mval, gestattet.

Tabelle 12. Nahrungsmittel, die bereits bei der Herstellung gesalzen werden

---

Konserven — Suppen
           — Gemüse
           — Fertiggerichte

Sauerkraut
Bouillon, Fleischextrakt
Senf, Oliven, Mixed Pickles
versch. Saucen, Mayonnaise
Tomatenmark, Ketchup
Knorr- und Maggi-Gewürze
versch. Käsesorten: u. a. Roquefort, Harzer, Boursin,
Wurst, Schinken, Kassler
Fischkonserven, Krabben, Räucherfisch, Rollmops, Austern, Kaviar

Cracker, Chips
Viele Kuchen, Kekse, Brot

Am häufigsten ist jedoch im Hinblick auf eine übermäßige Flüssigkeitsaufnahme durch starken Durst eine Kochsalzbeschränkung notwendig.

In solchen Fällen ist eine Reduzierung der Zufuhr auf die Hälfte, d. h. auf etwa 3–5 g/Tag, im allgemeinen ausreichend. Dies erreicht man je nach Eßgewohnheiten allein durch Unterlassen des Nachsalzens beim Essen. Falls damit noch keine befriedigende Kontrolle der Gewichtszunahmen zwischen den Dialysen erzielt werden kann, ist zumindest vorübergehend eine streng Natrium-arme Kost, d. h. eine Zufuhr von 1–2 g/Tag, angezeigt. Dazu muß auf alle Nahrungsmittel verzichtet werden, die bereits bei der Herstellung gesalzen werden (Tabelle 12). Eine streng kochsalzarme Kost ist für viele Patienten nicht schmackhaft und gefährdet dadurch eine ausreichende Kalorienzufuhr. Zum Würzen können dann statt Kochsalz salzfreie Gewürze verwandt werden, wie Pfeffer, Knoblauch, Paprika und sog. Küchenkräuter (diese sind teilweise kalium-reich, darum Vorsicht vor größeren Mengen).

Zu warnen ist vor manchen käuflichen Salzersatz-Mitteln, da sie unter Umständen größere Mengen von Kalium-Chlorid enthalten (z. B. Sina-Salz, Kissinger-Gewürz).

6. Kaliumbeschränkung

Auch bei 3 Dialysen wöchentlich und Verwendung einer Waschlösung mit 1 mval Kalium/l besteht die Gefahr einer Hyperkaliämie, wenn nicht eine gewisse *Kaliumbeschränkung* eingehalten wird. Das bedeutet eine Zufuhr von 40–60 mval (1600–2400 mg) täglich. Besonders streng ist die Kaliumzufuhr zu kontrollieren, wenn die Dialyse aus irgendeinem Grund verschoben werden muß (z. B. Maschinendefekt, wiederholte Cimino-Fehlpunktionen). Falls ein Dialysat mit höherer Kaliumkonzentration verwandt wird, z. B. bei Patienten, die mit Digitalispräparaten behandelt werden (S. VI, 2. b), ist die Gefahr einer Hyperkaliämie besonders groß und die diätetische Kaliumbeschränkung entsprechend wichtiger. Die Patienten müssen unbedingt über den Kalium-Gehalt des Essens informiert sein. Sie erhalten deshalb von der Diätassistentin Nahrungsmitteltabellen, in denen der Kaliumgehalt zahlenmäßig angegeben ist. In Tabelle 13

Tabelle 13. Kaliumreiche Nahrungsmittel

---

1. *Gemüse*
   Kartoffeln
   Kohlsorten (bes. Wirsing, Weißkohl, Grünkohl, Blumenkohl)
   Hülsenfrüchte (bes. Linsen, gelbe Erbsen, weiße Bohnen)
   Spinat, Karotten
   Artischocken, Avocado
   Pilze

2. *Obst*
   Bananen, Pflaumen, Trauben, Orangen, Aprikosen
   Trockenobst: Pflaumen, Feigen, Datteln, Aprikosen u. a.
   Tomatenmark

3. *Kakao*
   Trinkkakao, Schokolade, Pralinen

4. *Getränke*
   Milch
   Obst- und Gemüsesäfte
   Weißwein, Rotwein

5. *Nüsse*
   Haselnüsse, Walnüsse, Erdnüsse, Mandeln (z. B. Marzipan)

Grundsätzlich gilt:
Rohes sowie getrocknetes Obst und Gemüse enthalten mehr Kalium als gekochtes

---

Tabelle 14. Ernährung bei Dauerdialysebehandlung (3 Hämo- oder Peritonealdialysen/Woche)

Kalorien	40–50 Cal/kg Körpergewicht
Eiweiß	1–1,5 g/kg Körpergewicht
Kohlenhydrate	300–500 g bzw. 50% der Calorien
Fette	130–150 g (Pflanzenfett u. -Öle), bzw. 35% der Calorien
Natrium	abhängig vom Blutdruck bzw. der Flüssigkeitseinlagerung, stark – mäßig – oder nicht eingeschränkt, d. h. 1–5–10 g (17–85–170 mval) 1600–2500 mg (40–60 mval)
Kalium	abhängig von der Ausscheidung
Flüssigkeit	(Diurese + 300–500 ml) Gewichtszunahme zwischen den Dialysen maximal 1,5 kg!

finden sich besonders kaliumreiche Nahrungsmittel, vor deren Verzehr nachdrücklich gewarnt werden muß. Eine besondere Gefahr bedeuten Obst und Gemüse, welche nur zu einer bestimmten Jahreszeit erhältlich sind, und darum dann unter Umständen im Übermaß verzehrt werden: Trauben, Pflaumen, Pilze u. a.

Durch besondere Maßnahmen bei der Zubereitung (langes Wässern, Kochen mit 1–2maligem Wechsel des Kochwassers) kann der Kaliumgehalt von Kartoffeln, Gemüse und bestimmten Obstsorten vermindert werden. Über Einzelheiten dieser kochtechnischen Probleme ist die Diätassistentin zu befragen.

Wegen der Beschränkung der Obst- und Gemüsezufuhr wird mit der Nahrung der Bedarf an Vitaminen, besonders von Vitamin C und Folsäure, nicht gedeckt. Dies muß durch Gabe Vitamin-haltiger Dragees ausgeglichen werden (S. XIII, 8. a).

Tabelle 14 gibt abschließend eine Übersicht der wichtigsten Faktoren der Ernährung bei der Dauerdialyse.

XV. Die Lebensweise während der Heimdialyse

1. Die Auseinandersetzung mit Krankheit und Behandlung

a) Die Bewältigung durch den Patienten

Jede Krankheit bedeutet im Leben eines Menschen einen Einschnitt. Lang anhaltende oder mit dauernden Restschäden einhergehende Krankheiten bedeuten eine einschneidende Umstellung bisheriger Lebensgewohnheiten.

Bis hierher unterscheidet sich die Krankheit des chronisch Nierenkranken nicht von vielen anderen Kranken.

Bei der *Heimdialyse* ist der Einschnitt insofern besonders, als nicht nur der Patient selbst, sondern zumeist auch sein nächster Angehöriger und seine Familie in die fast tägliche Konfrontation mit der Behandlung einbezogen werden. Alle wissen, daß die Aufrechterhaltung eines lebenswerten Lebens nur noch mit einer Maschine, der Künstlichen Niere, möglich ist. Nun gibt es derartige Ersatzorgane („Prothesen") in vielen Gebieten der Medizin. Wir wissen auch, zu welchen *Leistungen* Menschen mit anderen schweren Krankheiten oder Schäden befähigt sein können. Denken wir nur an Querschnittsgelähmte im Rollstuhl, an Taube, Taubstumme, Blinde und andere schwer Körperbehinderte. Alle diese müssen sich mit ihrem Dauerschaden auseinandersetzen und ihre Krankheit wie jedes andere Schicksal bewältigen. Die *Bewältigung des Problems der Dauerdialyse und der Heimdialyse* ist eine wesentliche *Arbeit*, die im Grunde und in erster Linie nur vom Patienten selbst geleistet werden kann.

b) Die Bewältigung durch Patient und Betreuungsperson

Der Patient steht dabei allerdings nicht allein, sondern die *Betreuungsperson* bei der Heimdialyse — zumeist Ehegatte, gelegentlich auch Mutter, Vater, Kinder oder Geschwister — können helfen und unterstützen. Umfang sowie Art und Weise der Unterstützung sind dabei zumeist abhängig von der vor der Krankheit vorhandenen zwischenmenschlichen Beziehung. Einerseits kann der Patient bei der Heimdialyse die meiste Zeit nach wie vor zu Hause „im Heim" (in dessen wahrster Bedeutung) verbringen. Dies kann für ihn und seine Angehörigen von großem Vorteil sein. Andererseits bringt die Heimdialyse auch für die Betreuungsperson Mehrarbeit und Einschränkung mit sich. Beide müssen nun *gemeinsam* versuchen, das Problem zu bewältigen, indem sie sich neu aufeinander einstellen.

Dabei darf der *Patient* nicht nur „seiner Krankheit leben" und sich „betreuen" lassen, sondern muß sich aktiv in den gesamten Behandlungsgang mit Aufbau des Dialysators, Anschluß, Überwachung, Abschluß, Reinigung usw. einschalten. Er sollte auch Gefäßpunktion und Anschluß selbst erlernt haben, damit er weiß, er kann es auch allein!

Der *Partner* wiederum sollte den Patienten nicht zu stark „betreuen" (oder gar „bemuttern") sondern darauf achten, daß er sich aktiv mit der Dialyse beschäftigt, damit der Partner die Gewißheit hat, der Patient kann es auch allein! Auch hier ist vielleicht ein Vergleich mit Eltern von behinderten Kindern angebracht, die ihren Kindern viel Hilfe und Betreuung geben müssen, wobei aber diese Kinder selbst so viel wie möglich lernen und leisten sollen, wobei natürlich die vielfältigen unterstützenden Maßnahmen ausgebildeter Fachkräfte wirksam werden.

Hier wie dort müssen selbstverständlich die begleitenden Hilfen ärztlicher Art, der Rehabilitation und der sozialen Sicherung einsetzen, worauf im nächsten Kapitel eingegangen wird. Wenn nun Patient, Betreuungsperson und Familie der Belastung einer Heimdialyse unterworfen werden, so müssen *die Vorteile der Heimdialyse* erläutert werden:

1. statistische Untersuchungen haben ergeben, daß die *Überlebenszeit* gegenüber der Klinikdialyse *wesentlich höher liegt.* Dies hat folgende *Gründe:*

134

a) *Verminderung technischer Komplikationen*
Jeder Patient pflegt und wartet „sein Gerät" sorgfältiger und besser
als es in der Klinik möglich ist. Das Gerät arbeitet nicht wie in der
Klinik rund um die Uhr, sondern nur 3× wöchentlich 6–8 Std. Die
Häufigkeit von Störungen ist geringer.
b) *Geringere Gefahr von Infektionen im Heim*
In der Klinik ist oft bei räumlicher Enge eine Übertragung von Infektionen unvermeidbar. Besonders aber sind die Krankheitserreger
einer Klinik (sog. Hospitalismus-Keime) sehr viel schädlicher und
schwerer zu bekämpfen, sie sind oft gegen Antibiotika widerstands-
fähig (resistent).
c) *Geringere Gefahr der Erkrankung an Hepatitis,*
einer Leberentzündung, die in der Klinik besonders leicht übertragen werden kann (S. XVII, 5.).
2. Psychosomatische Untersuchungen haben ergeben, daß Patienten
in der Heimdialyse in wesentlich besserem psychischem Zustand
sind und somit auch körperliches Wohlbefinden, Arbeitsfähigkeit
und Familienleben sich günstiger gestalten, wozu auch folgende
Gründe angeführt werden können:
a) *Fortfall des Miterlebens des Leidens anderer Patienten* in gleichem
Raum bzw. auf der gleichen Station. Größere Möglichkeit der Konzentration auf sich selbst.
b) *Fortfall der strengen Klinik-Disziplin*
Der Patient muß nicht pünktlich zur Dialyse kommen und wieder
gehen, weil schon ein anderer wartet. Daraus folgt:
c) *Vergrößerung des Ermessens-Spielraumes bei der Heimdialyse*
Außer der Pflicht, 3× wöchentlich die angeordnete Dialysezeit ein-
zuhalten, kann die Zeit des Dialyseanschlusses selbständig verändert werden, je nach anderen Vorhaben wie Beruf, Spaziergang,
Einkauf, Fernsehprogramm usw. Bei eingeengter Freizeit bleibt ein
größerer Freiraum, diese zu ändern und dadurch besser zu nutzen.
d) *Minderung des Abhängigkeitsgefühls,* insbesondere gegenüber
dem Pflegepersonal der Klinik, der Sorgfalt der dort vorbereiteten
Geräte und gegenüber Mitpatienten und deren gleichen Ansprü-
chen. Bei größtmöglicher Mitarbeit des Patienten in der Heimdialyse verringert sich auch das Abhängigkeitsverhältnis zur Betreuungsperson.
Diese Vorteile der Heimdialyse können jedoch nur durch die er-

wähnte Bewältigungsarbeit voll genutzt werden, wozu noch einige praktische Hinweise gegeben seien.

2. Fortführung und Verbesserung der Lebensweise

Zu allererst sollte der Patient bemüht sein, seine bisherige Lebensweise in allen Formen weiterzuführen wie vor der Krankheit und der Heimdialyse. Dies gelingt naturgemäß am besten, wenn der Beginn der Behandlung nicht zu spät erfolgt und der Patient nicht erst in einen schlechten Allgemeinzustand geraten ist. Die Fortführung der bisherigen Lebensweise bedeutet, daß alle Verrichtungen des täglichen Lebens möglichst genauso weitergeführt werden, wie es in der jeweiligen Lebensgemeinschaft oder Familie bisher üblich war. Keinesfalls sollten Aufgaben (mit Ausnahme schwerer körperlicher Arbeit) anderen Familienmitgliedern übertragen werden, es sei denn, durch Einbeziehung der Arbeiten am Dialysegerät wird ein vernünftiger Ausgleich hergestellt.

Zur Lebensweise bei der Heimdialyse gehört als *wichtigstes* gute *allgemeine körperliche Hygiene*. Tägliches gründliches Waschen, wenn möglich Brausen oder Baden sind ebenso notwendig wie Sauberkeit in Kleidung, Wäsche, Bettwäsche und in der gesamten Wohnung. Damit trägt der Patient entscheidend zur langen Funktionsdauer seiner arterio-venösen Fistel oder seines Shunts durch Vermeidung von Infektionen an der Haut bei. Ebenso wichtig ist Vermeidung von kleinen Verletzungen, Schrunden, Rissen an Haut und Händen; Vorsorge vor grippalen und anderen Infektionen, insbesondere wenn diese bei Familienmitgliedern auftreten.

Zum Ausgleich der längeren Liegezeit bei der Dialyse ist ein *leichtes körperliches Training*, besonders der Muskulatur wertvoll. Leichte gymnastische Übungen und Muskelübungen in Absprache mit dem Arzt und einer Krankengymnastin, besonders an den dialysefreien Tagen, können sehr zum Wohlbefinden beitragen, schaffen Ablenkung und das Gefühl körperlicher Leistungsfähigkeit.

Zur Ablenkung von Krankheit und Dialyse sind *geistige Betätigung* und Weiterführung oder Beginn von *Hobbyarbeiten* wünschenswert. Der Patient sollte nicht nur am Fernseher sitzen (dies natürlich auch, besonders während abendlicher Dialysen), sondern auch Bü-

136

cher lesen, und sich dabei mit einer bestimmten Thematik beschäftigen (z. B. Sachbücher, Geschichte usw.). Sog. „Hobbyarbeiten", Basteln, Werken, Stricken, Weben oder andere Tätigkeiten sollten gleichfalls je nach Interessenlage ausgeführt werden, soweit etwas freie Zeit vorhanden ist.

Verbesserung der Lebensweise bedeutet *größere Selbstdisziplin* in allen Verrichtungen des täglichen Lebens, *größere Toleranz* gegenüber dem Partner und der Familie. Dies erfordert die stete Überlegung, ob jedes Tun und Handeln und jedes Wort gut und richtig sind. Dazu gehört das ständige Bemühen der gemeinsamen Bewältigung der Situation durch Patient und Betreuungsperson, wie eingangs ausgeführt. Patient und Partner und die ganze Familie müssen bestrebt sein, trotz oder gerade bei der Belastung durch die Dialysen genauso gut wie vorher oder sogar noch besser *miteinander zu leben* und sich *gegenseitig zu verstehen.* Sie müssen mehr als früher *miteinander sprechen,* Dialysezeiten, Verteilung der Vorbereitungen und die sonstigen täglichen Pflichten zusammen absprechen.

3. Die Familie

Bei der Heimdialyse trägt der Patient seine Krankheit und seine Behandlung in die Familie hinein, er bleibt aber auch in starkem Maße der Familie erhalten. Auf diese beiden Problemkreise müssen sich Patient und Familie einstellen. Der Patient muß die Mithilfe seiner Angehörigen achten und schätzen und seinem Dank durch verstärkte Zuwendung, Toleranz und Freundlichkeit im täglichen Umgang Ausdruck geben. Er sollte aber auch seine bisherige Stellung in der Familie als Vater oder Mutter mit den bisher in dieser Beziehung geübten Aufgaben und Pflichten aufrechterhalten. Kinder oder andere im Haushalt lebende Angehörige sollten sich nicht von den eigentlichen Dialysepartnern zurückziehen, sondern sie in den Verrichtungen des täglichen Lebens unterstützen, einschließlich Hilfen bei der Dialyse.

Insgesamt kann gesagt werden, daß *die Familie* wie bei jeder anderen sie treffenden Belastung *enger zusammenrücken* und *zusammenstehen* muß!

Im Leben der Familie unter den Bedingungen der Heimdialyse

spielt die *Zeiteinteilung* und die *Aufrechterhaltung von Freizeitaktivitäten* eine wesentliche Rolle. Die durch 3× wöchentliche Dialysen von 6–8 Std. Dauer eingeengte Zeit muß möglichst sinnvoll in den täglichen Lebenslauf eingeordnet und die verbleibende Zeit entsprechend genützt werden. Aus diesen Gründen hat sich die *Durchführung der Dialysen im Heim nachts während des Schlafes* am besten bewährt. Es gibt sehr viele Patienten und Betreuungspersonen, die in der Nacht bei der Dialyse gut schlafen, insbesondere wenn sie in der Durchführung große Sicherheit erlangt haben. Dieses Vorgehen ist vorzugsweise bei Patienten mit Berufstätigkeit notwendig. Manche Patienten ziehen einen Dialysebeginn in den späten Nachmittags- oder frühen Abend-Stunden vor, wobei nach Abschluß der Dialysen vor Mitternacht noch ein guter Teil der Nacht zum Schlafen bleibt. Bei einer solchen Zeiteinteilung sollte sich der Patient während der Dialysen geistig oder anderweitig ablenken und die Betreuungsperson den Verrichtungen des täglichen Lebens nachgehen. Es können auch während der Dialysen gemeinsam Fernsehen, Karten-, Schach- oder andere Spiele ausgeübt werden. Jedenfalls sollte man nach gutem Anfang sich nicht mehr ständig mit dem Vorgang der Dialyse beschäftigen.

Die *Aufrechterhaltung von Freizeitaktivitäten* wie Hobbyarbeiten, gemeinsame Spaziergänge, Ausflüge, Theater-, Opernbesuche usw. ist nicht nur für den Patienten, sondern auch für die Betreuungsperson wichtig.

Sie schaffen für alle Ablenkung und gutes Lebensgefühl. Auch die Beibehaltung und Weiterentwicklung von Freundesbeziehungen sollte unbedingt versucht werden. Kurze Ausflüge oder Reisen über ein Wochenende mit dem Auto oder der Bahn sind den meisten Patienten in gutem Zustand zumutbar.

4. Feriendialysen

In diesem Zusammenhang wird vordringlich die Frage nach Urlaub und Ferien gestellt. Glücklicherweise gibt es heute eine große Zahl von *Feriendialyse-Zentren,* vielfach in landschaftlich begünstigten Urlaubsorten gelegen, wo gemeinsam Ferien durchgeführt werden können. Der Patient wird in derartigen Zentren wie bisher 3× wöchentlich mit der Dialyse behandelt und hat die übrige Zeit zur freien Verfügung. Die Betreuungsperson wird von der Überwachung entlastet und kann am gleichen Ort den Urlaub verbringen. Wichtig sind jedoch:

a) eine *rechtzeitige Anmeldung,* die vielfach von dem betreuenden Zentrum beratend oder direkt ausführend vorgenommen wird.

b) eine *Kostenübernahme der Krankenkassen* zu beantragen

c) ein *Arztbericht* des Betreuungszentrum ist unbedingt mit den letzten Befundergebnissen dem Ferien-Zentrum mitzubringen.

d) der Patient sollte selbst, soweit es ihm möglich ist, die Ärzte des Ferienzentrums mit sachdienlichen Angaben über die zuletzt von ihm durchgeführten Heimdialysen unterrichten.

Auch wenn in einem Ferienzentrum einzelne technische Dinge oder Dialysezeiten anders gehandhabt werden, sollte der Patient nach Rückkehr in seine Heimdialyse die gleiche Methodik, Dialysezeiten usw. weiterführen. Im Ausnahmefall kann auch der Patient allein zu einer Feriendialyse fahren und die Betreuungsperson einen getrennten Urlaub oder eine Kur durchführen.

Feriendialysen werden in der Regel einmal im Jahr für 3–4 Wochen von den Krankenkassen gewährt, gelegentlich sogar in Verbindung mit einer Kur, auch für die Betreuungsperson, sofern beim Patienten oder seinen Angehörigen andere Leiden vorliegen, die einer Kurbehandlung bedürfen. Somit brauchen Patient und Familie keineswegs auf gemeinsame Ferien und Urlaubsreisen zu verzichten.

5. Die berufliche Tätigkeit bei der Heimdialyse

Die Erhaltung einer vollen oder zumindest teilweisen beruflichen Tätigkeit gelingt bei der Heimdialyse am besten, wie zahlreiche Untersuchungen gezeigt haben. Dies kommt vornehmlich durch folgende Tatsachen zustande:

a) die Möglichkeit zu regelmäßigen $3 \times$ wöchentlichen Dialysen, die den besten körperlichen Zustand gewährleisten.

b) die Möglichkeit, nachts oder spät abends zu dialysieren, so daß der Tag zur Berufstätigkeit frei bleibt.

c) Verbesserung der eigenen Zeiteinteilung.

d) Verbleiben im Heim und Familienverband mit dadurch bedingter besserer psychischer Verfassung des Patienten (s. XV, 2.).

Wir sprechen bewußt von *Berufstätigkeit* und nicht von *Berufs-Fähigkeit,* denn mit der Tätigkeit soll der Patient selbst angesprochen und in den Mittelpunkt gestellt werden. Denn die berufliche *Tätigkeit* ist als ein *wesentlicher therapeutischer Faktor* anzusehen. Es geht hier viel weniger um den Verdienst als um die Tätigkeit als solche. Sie lenkt von den ständigen Dialysen ab, führt den Patienten in eine andere Umgebung, räumlich und mitmenschlich, entlastet die sonst zu eng werdende familiäre Bindung und stärkt schließlich das Selbstwertgefühl und trägt zur Aufrechterhaltung des sozialen Standes bei. Dies gilt ganz besonders für alle jüngeren Patienten, für die Schul- und Berufsausbildung und gegebenenfalls Umschulung besonders wichtig sind. Es gilt naturgemäß in geringerem Maße für diejenigen Patienten, die sich altersmäßig dem Renten- bzw. Pensionsalter nähern. Wir befinden uns hier im Einklang mit dem ganzen Spektrum der sog. Rehabilitationstherapie, die zunehmend Bewegungs- und Arbeitstherapie, sportliche oder geistige Betätigung umfaßt. In diesem Sinne ist die Erhaltung nicht der Erwerbs-, sondern der *Arbeits-* bzw. *Berufstätigkeit ärztliches therapeutisches Ziel.*

XVI. Soziale Fragen bei der Heimdialysebehandlung

1. Die Aufrechterhaltung des Sozialstatus

Eine mit enormen Kosten und Intensität verbundene Dauerbehandlung mit der Künstlichen Niere hat nur dann verantwortbaren Sinn und Zweck, wenn nicht belastendes, sieches, sondern letztlich lebenswertes Leben aufrechterhalten wird. Die Erhaltung eines menschenwürdigen, lebenswerten Lebens kann aber auch als das Ziel einer *Rehabilitation* bezeichnet werden.

Der Begründer der modernen medizinischen Rehabilitation, der Engländer Sir GUTMANN, hat den *Begriff* folgendermaßen umrissen: Rehabilitation ist die Wiederherstellung geschädigter Funktionen eines Menschen und seine bestmögliche Anpassung an den Dauerschaden, gleich welcher Art er sein mag. Ziel der Rehabilitation ist nicht nur die Wiedererlangung der Fähigkeit des Versehrten, allen Anforderungen des täglichen Lebens gerecht zu werden, sondern sie so zu meistern, daß eine erfolgreiche Eingliederung in die ökonomische und soziale Struktur der Gemeinschaft gewährleistet ist.

In diesem Sinne haben sich die mit der Dialysebehandlung befaßten Ärzte von Anfang an auch um die sozialen Fragen bei der Heimdialysebehandlung bemüht. Neben einer *medizinischen Rehabilitation,* die erste und wichtigste Voraussetzung zur weiteren *psychologischen Rehabilitation* ist, kommt als letztes und umfassendes die *soziale Rehabilitation.*

Dabei ist, für den Patienten gesehen, die Erhaltung des Sozialstatus sicher einer der wichtigsten Faktoren. Ist infolge erhaltener Berufstätigkeit des Patienten oder seines Partners einschließlich etwaiger finanzieller Sozialhilfen — sei es zusätzlich oder ausgleichend — das Gesamteinkommen der Familie etwa gleich geblieben, so kann sicher von erhaltenem sozialem Status gesprochen werden. Bei etwa notwendig gewordener Rentengewährung ist zwangsläufig mit finanziellen Einbußen zu rechnen, doch betreffen diese in gleichem Maße jeden Rentenempfänger in Abhängigkeit vorangegangener Berufs-Tätigkeiten und -Zeiten. Weitere Sozialleistungen nach der Sozialgesetzgebung und ihren vielfältigen Möglichkeiten dürften in jedem Falle in der Lage sein, ein Absinken des Sozialniveaus zu verhindern.

Zur Beurteilung einer solchen Situation gehört unseres Erachtens nicht nur die finanzielle, sondern als Voraussetzung eines Ehe- oder Familienlebens auch die Wohnungssituation, die gerade bei Heimdialyse durch Installation und Platzbeanspruchung der Künstlichen Niere beeinträchtigt werden kann. In vielen Fällen wird eine Minderung verfügbaren Wohnraumes dadurch nur gering sein und eher zur Belästigung durch Gerät und Leitungen als zu Notlagen führen. In anderen Fällen, in denen es durch die Heimdialyse zu Neubeschaffung von Wohnraum kommt, können sogar echte Verbesserungen der Wohnverhältnisse feststellbar sein, zumal wenn durch Mietbeihilfen Mehrbelastungen aufgefangen werden. Dadurch kann unter Umständen ein Ausgleich von Verlusten im finanziellen Status durch Besserung in den Wohnungsverhältnissen erzielt werden.

2. Die Möglichkeiten der Sozialgesetzgebung

Sie sind außerordentlich breit gefächert. Eine Schwierigkeit entsteht jedoch für den Patienten dadurch, daß die einzelnen Leistungsträger sehr unterschiedlich sind und es oft ausführlicher Anträge und Begründungen bedarf. Zudem werden die Verfahren in den einzelnen Kommunen und Bundesländern unterschiedlich gehandhabt.

Diese Problematik kann durch eine mit dem Dialysezentrum koordinierte Sozialarbeit gemeistert werden, worauf noch eingegangen wird.

Prinzipiell gliedern sich die Möglichkeiten der Sozialgesetzgebung in drei große und mehrere kleinere teilweise sich daraus ergebende Bereiche.

a) Nach dem *Schwerbehindertengesetz* erhalten alle Patienten in der Heimdialyse und Dauerdialyse einen Schwerbeschädigtenausweis mit einer Anerkennung von 100%.

142

Daraus ergeben sich Folgeleistungen von verschiedenen anderen Behörden und nach besonderer Dringlichkeit wie z. B. Steuerermäßigungen, Wohnungsbeschaffung und anderes.

b) Nach dem *Bundessozialhilfegesetz* können Leistungen unterschiedlicher Art je nach Einkommensgrenzen für verschiedene Dinge erbracht werden. Man unterscheidet dabei *Regelleistungen,* z. B. Hilfe zum Lebensunterhalt, wenn das vorhandene Einkommen nicht zum täglichen Leben ausreicht, und *Ermessensleistungen* wie Hilfen in besonderen Lebenslagen, wenn beispielsweise die finanziellen Mittel für einen Umzug, Reise, Rechtsfragen (Armenrecht) und anderes nicht ausreichen.

c) In einigen Fällen kommt auch Hilflosenpflegegeld aufgrund des *Blinden-* und *Hilflosenpflegegeldgesetzes* in Frage, weil zumindest während der Behandlungsdauer von 3× wöchentlich 6–8 Std. beim Patienten eine Hilflosigkeit vorliegt, d. h. er kann sich während dieser Zeit nicht waschen, nicht allein zur Toilette gehen usw., so daß eine Stufe I von fünf Stufen gewährt werden kann.

d) An weiteren Bereichen sei hier nur genannt ein sog. „*Anschlußgeld*", daß von der Krankenkasse gewährt werden kann, wenn die Betreuungsperson des Heimdialysepatienten aufgrund der notwendigen Betreuung einen Einkommensverlust aus früherer Tätigkeit hat und diesen nachweisen kann.

Ferner kann abhängig vom Einkommen ein *Wohngeldzuschuß* beantragt werden, wenn ein Sonderbedarf für ein Extrazimmer zur Behandlung nachgewiesen wird. Schließlich kommen noch die erwähnten *Steuerermäßigungen* einschließlich Kfz-Steuerfreibetrag hinzu, sowie Ermäßigungen für Telefon oder Fernsehen bei der Post.

e) Schließlich sind vorrangig die *Leistungen* der *Rentenversicherungsträger* und *Krankenkassen* bei Kuren, Feriendialysen, Umschulungen und dergleichen zu nennen.

3. Die Sozialarbeit bei der Heimdialyse (Soziale Einzelhilfe)

Von seiten der betreuenden Ärzte können die *sozialmedizinischen Maßnahmen zur Rehabilitation* am besten für den Patienten gestaltet werden durch eine individuelle Fürsorge im Sinne der *sozialen*

Einzelhilfe. Diese vermag nicht nur die vorhandenen sozialgesetzlichen Möglichkeiten optimal auszuschöpfen, sondern stellt auch durch problemlösende Gespräche mit dem Patienten einen therapeutischen Faktor dar. Sie muß jedoch bereits mit Beginn der Dialysen einsetzen und von vornherein an den Voraussetzungen zur Rehabilitation mitwirken. Dazu ist am besten ein ausgebildeter *Sozialarbeiter* geeignet, der das fachliche Rüstzeug besitzt und dem Dialyse-Zentrum direkt zugeordnet sein muß.

Im Mittelpunkt dieser Sozialarbeit steht das *Gespräch* des Sozialarbeiters mit dem Patienten und seiner Familie, insbesondere seiner Betreuungsperson, das zunächst ähnlich der Diagnose der Problemfindung dient, um daraus die Lösung der verschiedenen anliegenden Probleme ableiten zu können. Danach folgt die *Beratung* von Patient und Familie in den für sie wichtig gewordenen Lebensfragen, insbesondere Beruf, Umschulung, Wohnung, aber auch Ehe- und Erziehungsprobleme.

Der Sozialarbeiter kann dann helfen bei *Gutachten für Regel- und Ermessensleistungen,* die, wie bereits erwähnt, breit gefächert sind und der Aufrechterhaltung des Sozialstatus und der Arbeitsfähigkeit dienen sollen. Dabei handelt es sich nicht nur um die *finanziellen Leistungen nach den verschiedenen Gesetzen,* sondern auch um *Vermittlung* von Kindergartenplätzen, Kostenübernahme der Heim- und Feriendialysen, Hausdialysegeld durch gesetzliche und private Krankenkassen, Beamtenbeihilfen und anderes. Es kann weiterhin bei der Wohnraumbeschaffung geholfen werden, wobei es vielfach nicht genügt, Bau- und Wohnungsämter zu bemühen, sondern direkte Kontakte mit Wohnungsvermietern und Baugesellschaften häufig effektiver sind. Weiterhin können *gesundheitsfördernde Maßnahmen* vermittelt werden, wobei es sich nicht nur um Kur-, Genesungs- und Erholungsaufenthalte des Patienten selbst im Sinne der Feriendialyse handelt, sondern auch um Einleitung entsprechender Maßnahmen für die *Betreuungsperson,* denn die Erhaltung ihrer Gesundheit wird unter den Bedingungen der Heimdialyse naturgemäß vordringlich, wobei eine Müttererholung oder Mutter-Kind-Verschickung durch die freien Wohlfahrtsverbände hilfreich sein kann.

Auch bei *Maßnahmen zur Bewahrung des Arbeitsplatzes* oder Umschulung kann durch Zusammenwirkung mit den *Versicherungs-*

und Rehabilitationsträgern der für den Patienten beste Weg gefunden werden, zumal nicht alle Ärzte mit der besonderen medizinischen Problematik des Dialysepatienten vertraut und andererseits die betreuenden Ärzte nicht in allen sozialmedizinischen Fragen geschult sind.

Hier kommt dem Sozialarbeiter eine wesentliche *Mittlerfunktion* zu, nicht nur zwischen Patient und Arzt, sondern auch zwischen dem betreuenden Arzt des Dialysezentrums und dem Vertrauensarzt des Rehabilitationsträgers. Der Sozialarbeiter kann nämlich mit den versicherungsrechtlichen Begriffen umgehen und weiß zugleich nach entsprechender Einarbeitung über die medizinischen Voraussetzungen zumeist recht gut Bescheid.

So kann schon das erste Gespräch in der Sozialarbeit und die Einleitung und Durchführung gezielter Hilfsmaßnahmen für den Patienten und seine Familie eine Entlastung bedeuten, so daß sich hier bereits der Beginn der sozialen Sicherung ergibt.

XVII. Langzeitkomplikationen bei chronischer Niereninsuffizienz und Dialysebehandlung

Das Pflegepersonal — aber auch die Patienten — sollten über die möglichen Langzeitkomplikationen zur Vorbeugung und Verhinderung, aber auch zum Verständnis der therapeutischen Maßnahmen orientiert sein, auch wenn die Mehrzahl der Patienten mit einigen derselben kaum oder nur indirekt in Berührung kommt.

1. Blutarmut (Anämie)

Unter einer Anämie verstehen wir eine Verminderung der roten Blutkörperchen (Erythrocyten) und des roten Blutfarbstoffes (Hämoglobin, abgekürzt Hb) um etwa $1/4$ bis $1/2$ der Norm.

Bei terminaler Niereninsuffizienz besteht, abgesehen von wenigen Ausnahmen, eine hochgradige Anämie. Diese kommt durch verschiedene Faktoren zustande:

a) Infolge toxischer Knochenmarksschädigung durch Erhöhung der harnpflichtigen Substanzen ist die Neubildung roter Blutkörperchen vermindert.

b) Verminderte Produktion des Hormons Erythropoetin, das zur Bildung der Erythrocyten notwendig ist.

c) Gesteigerter Erythrocytenzerfall bzw. verkürzte Lebensdauer der Erythrocyten.

d) Blutverluste durch die bei chronischer Niereninsuffizienz bestehende Blutungsneigung.

Symptome: Im allgemeinen entsteht die Anämie wie die chronische Niereninsuffizienz allmählich. Dadurch sind die Patienten oft erstaunlich gut daran gewöhnt und haben selbst bei sehr niedrigen

Hb-Werten oft keinerlei Beschwerden. Vielfach wird bei Beginn der Dialysebehandlung die Anämie vorübergehend allerdings verstärkt, wodurch dann Beschwerden auftreten können.

Typische Beschwerden sind: Müdigkeit, geringe körperliche Leistungsfähigkeit, Herzklopfen, (Tachykardie), Schwarzwerden vor den Augen beim schnellen Aufstehen; bei älteren Patienten manchmal Schmerzen und Druck in der Herzgegend bei körperlicher Belastung oder auch bei Dialysebeginn (Auffüllen des extracorporalen Kreislaufs). *Diese kritische Anfangsphase sollte möglichst ohne die Gabe von Bluttransfusionen überbrückt werden.* Nach ca. 6 Monaten Dialysebehandlung hat sich die Anämie in der Regel bereits so gebessert, daß keine Symptome mehr auftreten. Die durchschnittliche Hb-Konzentration der meisten Patienten liegt dann etwa bei 10 g%.

Dazu sind allerdings folgende Voraussetzungen zu beachten:

a) *ausreichende Dialyse,* d. h. nach derzeit gültiger Meinung mindestens 3 Dialysen/Woche über eine genügend lange Zeit (ca. 4–8 Std. je nach Nierenrestfunktion, s. XIII, 4.).

b) *die optimale Blutrückgewinnung bei Dialyse-Ende,* dazu gehört auch z. B. die Rückgabe des Blutes aus den Kanülenschläuchen.

c) zu einer ausreichenden Blutbildung ist auch eine *hochkalorische, ausreichend eiweißhaltige Ernährung* notwendig, sowie die ausreichende Zufuhr von Vitaminen (Folsäure u. a.).

d) *Blutentnahmen sollten auf ein Minimum reduziert werden,* das bedeutet in der Regel eine Beschränkung auf Blutkontrollen alle 2–3 Monate.

e) Auch bei bester Dialyseabschlußtechnik ist ein ständiger geringer Blut- und Eisenverlust unvermeidlich. Dieser Eisenverlust muß durch Eisenzufuhr ersetzt werden. Dies geschieht entweder in Form eisenhaltiger Dragees oder Kapseln (Resoferix, Ferro-Folsan, Eryfer). Zu beachten ist die dadurch bedingte Schwarzfärbung des Stuhles. Nur ausnahmsweise, wenn die Eisenaufnahme im Darm ungenügend ist, muß Eisen injiziert werden, z. B. 1× wöchentlich für 8–10 Wochen (Präparat Ferrophor). Die Injektion des Eisens muß sehr langsam, z. B. innerhalb von 5 Minuten, am besten über die Venenkammer erfolgen. Zunächst soll nur ein kleiner Teil der Menge injiziert und dann abgewartet werden, ob Nebenwirkungen auftreten (Hitzegefühl, Herzklopfen).

f) Gelegentlich bessert sich die Anämie trotz der genannten Maßnahmen nicht, so z. B. bei Patienten, welchen wegen unbeeinflußbarer Hypertonie beide Nieren entfernt wurden (s. XVII, 2.).

Bei diesen Patienten ist unter Umständen die Gabe von Testosteron, einem männlichen Hormon, wirksam. Eine solche Therapie ist jedoch immer mit dem Risiko erheblicher Nebenwirkungen verbunden, wie Vermännlichung (sog. Virilisierung), Fettstoffwechselstörungen und Leberschädigung. Sie sollte deshalb nur in ausgewählten Fällen und unter strengster Kontrolle durch den Dialysearzt erfolgen.

Bei Beachtung der genannten Hinweise ist die Gabe einer Blutkonserve nur noch sehr selten notwendig. So eventuell bei einem bereits stark anämischen Patienten, bei dem z. B. infolge einer Membranruptur ein akuter Blutverlust aufgetreten ist; oder wenn es zu einer stärkeren Heparin- oder Marcumar-bedingten Blutung gekommen ist. Es gibt eine Reihe von *Gründen,* die entschieden *gegen die Behandlung mit Bluttransfusionen* sprechen:

1. die Besserung der Anämie ist nur sehr vorübergehend, da die transfundierten Erythrocyten sehr rasch zerfallen.

2. die Anämie ist ein wichtiger Anreiz für die Blutbildung im Knochenmark. Diese Knochenmarkstätigkeit wird durch Bluttransfusionen teilweise gebremst.

3. bei jeder Bluttransfusion besteht das Risiko einer Hepatitisinfektion (s. XVII, 5.).

4. Gelegentlich kommt es bei Bluttransfusionen zu akuten *Unverträglichkeitsreaktionen.*

Als Symptome einer solchen Reaktion kommen in Frage: Hautausschlag, z. B. in Form eines sog. Nesselfiebers (Urticaria), Frösteln, Schüttelfrost, Fieber, unter Umständen schwerer Blutdruckabfall (Schock). Beim Auftreten einer oder mehreren dieser Symptome muß die Bluttransfusion sofort abgebrochen und der Rest der Konserve zur Untersuchung eingesandt werden.

2. Bluthochdruck (Hypertonie)

Eine Hypertonie, d. h. ein Blutdruck über 150/90 mm Hg, ist bei chronischer Niereninsuffizienz ähnlich häufig wie die Anämie. Typisch für die Hypertonie bei chronischen Nierenkrankheiten ist die oft extreme Erhöhung des zweiten (diastolischen) Blutdruckwertes. Die Hypertonie führt häufig zu einer schweren Schädigung der Blutgefäße (Atherosklerose) verschiedener Organe wie Herz, Gehirn oder Netzhaut, unter Umständen mit entsprechenden Folgen wie Angina pectoris, Herzinfarkt, Schlaganfall oder Sehstörungen.
Ursächlich spielt für die Hypertonie bei terminaler Niereninsuffizienz die Salz- und Wassereinlagerung bei weitem die größte Rolle.

a) Behandlung und Kontrolle durch Dialyse

Durch die Dialysebehandlung gelingt es bei mehr als 90% aller Patienten, ohne zusätzliche medikamentöse Therapie den Blutdruck zu normalisieren.
Dazu ist folgendes zu beachten: ein normaler Blutdruck ist in der Regel nur bei richtig angesetztem und eingehaltenem sog. Trockengewicht zu erwarten. Dieses *Trockengewicht* wird zunächst für jeden Patienten festgesetzt. Man versteht darunter das Gewicht, das vermutlich dem momentanen Ernährungszustand des Patienten entspricht, abzüglich des eingelagerten Wassers. Das Trockengewicht muß erfahrungsgemäß nach den ersten Dialysen noch niedriger angesetzt werden, da das Ausmaß der Wassereinlagerung leicht unterschätzt wird. Später, wenn es den Patienten besser geht und sie durch besseren Appetit an „echtem" Gewicht zugenommen haben, muß umgekehrt das Trockengewicht schrittweise wieder heraufgesetzt werden.
Im Verlauf der Dialysebehandlung ist folgendes zu beachten:
1. Das im Laufe der Wochen vor Beginn der Dialysebehandlung eingelagerte Salz und Wasser müssen zunächst entfernt werden. Da gerade während der ersten Dialysen die Ultrafiltration selbst bei extremer Wassereinlagerung häufig schlecht vertragen wird (Muskelkrämpfe, Hypotonie, s. XI, 2. und 6.), sollte mit jeder der ersten Dialysen nicht mehr als ca. 2 kg Wasser entzogen werden.

2. Wenn schließlich die Dialysen ohne wesentliche Ultrafiltration bereits zur Hypotonie führen, ist das ein Hinweis, daß das Trockengewicht bereits unterschritten ist bzw. höher angesetzt werden muß.
3. Auch nach Erreichen des Trockengewichtes im Laufe der ersten Wochen der Dialysebehandlung dauert es unter Umständen noch weitere Monate bis zur Blutdrucknormalisierung.
4. Die Flüssigkeitszufuhr, häufig eine Folge übermäßig reichlicher Salzzufuhr und entsprechenden Durstgefühls, soll so bemessen sein, daß die Patienten von Dialyse zu Dialyse maximal 1–1,5 kg zunehmen. Die enge Beziehung zwischen Gewichtsverhalten und Blutdruck zeigt sich bei den meisten Patienten sehr deutlich daran, daß zwischen den Dialysen mit allmählicher Gewichtszunahme auch der Blutdruck leicht ansteigt.
5. Für den Dauererfolg der Hochdruckbehandlung ist vielfach eine mehr oder weniger strenge dauernde Beschränkung der Kochsalzzufuhr erforderlich (s. XIV, 5.).
6. In der Anfangszeit der Dauerdialysebehandlung empfiehlt sich die tägliche Gewichtskontrolle. Später reicht im allgemeinen die Gewichtsmessung vor und nach jeder Dialyse aus.

b) Hypertonie trotz Dialyse

Gelegentlich läßt sich auch bei ausreichender Dialyse, Einhaltung des Trockengewichtes, sowie Flüssigkeits- und Kochsalzbeschränkung der Blutdruck nicht normalisieren. Dies ist teilweise durch eine besonders hohe Renin-Ausschüttung der Nieren bedingt (s. II, 3.).
In diesen seltenen Fällen muß dann eine medikamentöse Behandlung, unter Umständen mit verschiedenen blutdrucksenkenden Mitteln versucht werden.
Wenn auch damit kein Erfolg zu erzielen ist, wird man sich eventuell zur operativen Entfernung beider Nieren entschließen (*doppelseitige Nephrektomie*). Danach beobachtet man häufig eine ausgesprochene Neigung zur Hypotonie, und die Patienten reagieren besonders empfindlich auf stärkere Ultrafiltration. Ein weiterer Nachteil der doppelseitigen Nephrektomie ist die danach verstärkte Anämie.

c) Hypertonie nach bereits erfolgter Blutdrucknormalisierung

Gelegentlich kommt es nach anfänglicher Normalisierung des Blutdruckes später zu einer Hypertonie. Das kann folgende *Ursachen* haben:

1. übermäßige Kochsalzzufuhr
2. übermäßige Wasserzufuhr
3. falsches, d. h. zu hoch angesetztes Trockengewicht (Beispiel: Gewichtsverlust durch fieberhafte Erkrankung mit ungenügender Nahrungsaufnahme über längere Zeit)
4. sehr selten ist die Entwicklung einer schweren Renin-abhängigen Hypertonie im Laufe der späteren Dialysebehandlung (s. S. 150).

Abschließend seien die *wichtigsten Gesichtspunkte* dieses Kapitels und die sich stellenden Fragen stichwortartig zusammengefaßt:

a) Trockengewicht richtig angesetzt?
b) Flüssigkeits- und ggf. Kochsalzbeschränkung eingehalten?
c) Gewichtszunahme zwischen Dialysen max. 1–1,5 kg?
d) Blutdruckwerte über 150/90 mm Hg bedeuten, daß die Hypertonie nicht voll beherrscht ist.
e) Anfänglich tägliche Gewichtskontrolle, da von dem Patienten die täglich zugeführte Flüssigkeitsmenge grundsätzlich unterschätzt wird.

3. Erkrankung peripherer Nerven (urämische Polyneuropathie)

Die Schädigung peripherer Nerven, d. h. besonders der Nerven an Armen und Beinen, ist eine weitere typische Komplikation chronischer Nierenkrankheiten. Die unteren Extremitäten sind im allgemeinen früher und stärker betroffen als die oberen. Die Polyneuropathie ist meist umso stärker ausgeprägt, je länger die Nierenkrankheit bestanden hat bzw. je später die Patienten zur Dialyse kommen. Sie ist also seltener, wenn die Dialysebehandlung früher begonnen wird.

Symptome

Symptome der urämischen Nervenkrankheiten bei Befall der sensiblen Anteile sind: ein eigenartiges Gefühl der Unruhe in den Bei-

nen (restless legs), Brennen an den Fußsohlen, Kribbeln oder
sog. Ameisenlaufen, Taubheitsgefühl und eventuell auch starke
Schmerzen. Zeichen der selteneren Schädigung der motorischen
Nervenanteile sind Schwäche bis hin zu regelrechten Lähmungen.
Neben der regelmäßigen klinisch-neurologischen Untersuchung ist
für die Feststellung einer Neuropathie die regelmäßige, etwa 3–6
monatliche *Kontrolle der Nervenleitgeschwindigkeit* wichtig, d. h. der
Geschwindigkeit, mit der ein Reiz in einem Nerv weitergeleitet
wird. Typisch für die urämische Polyneuropathie ist eine Verlangsamung dieser Nervenleitgeschwindigkeiten schon vor Auftreten der
oben genannten klinischen Symptome.

Behandlung
Durch die Dialysebehandlung werden die klinischen Symptome der
Polyneuropathie gebessert, häufig auch die Nervenleitgeschwindigkeit normalisiert. Besonders hartnäckig erweisen sich motorische
Lähmungen, die sich oft erst nach vielen Monaten intensiver Dialyse zurückbilden.
Voraussetzung des Behandlungserfolges ist allerdings eine ausreichende Dialyse-Dauer. Kommt es im Verlauf der Dialysebehandlung nach vorübergehender Besserung erneut zu einer Verlangsamung der Nervenleitgeschwindigkeiten, so liegt der Verdacht ungenügender Dialyse nahe, so daß dann zumindest vorübergehend länger, oder auch häufiger (z. B. 4–5 mal/Woche) dialysiert werden
muß. Erst recht kann aus dem Auftreten wiederholter pathologi-
scher, d. h. verlangsamter Nervenleitgeschwindigkeiten bei einem
Patienten, der vorher normale Nervenleitgeschwindigkeiten aufwies,
auf ungenügende Dialyse geschlossen werden. Das gilt besonders
dann, wenn Unterernährung und geringe Vitaminzufuhr auszu-
schließen sind. Besondere Bedeutung hat die Verlaufsbeobachtung
der Nervenleitgeschwindigkeit bei der in den letzten Jahren sehr
verbreiteten Kurzzeitdialyse.

4. Knochenveränderungen (renale und Dialyse-Osteopathie)

Während Anämie, Hypertonie und Polyneuropathie durch die Dialyse bereits seit Jahren in der Regel beherrschbare Erscheinungen

152

der chronischen Niereninsuffizienz darstellen, ist die renale Knochenerkrankung noch immer schwer zu behandeln.

Bei der *Entstehung* der renalen bzw. Dialyse-Osteopathie spielen vor allem zwei Faktoren eine Rolle:

a) Eine Störung des Vitamin-D-Stoffwechsels

Vitamin-D ist notwendig, damit das mit der Nahrung zugeführte Kalzium im Darm aufgenommen und im Knochen eingelagert wird. In mancher Hinsicht ähnelt die renale Knochenkrankheit der Rachitis des Kindesalters, die durch eine zu geringe Vitamin-D-Zufuhr bei andererseits stark erhöhtem Bedarf an Vitamin-D zustandekommt. Vitamin-D hat diese Wirkung normalerweise jedoch nur nach einer chemischen Umwandlung in der Leber und der Niere. Bei chronischer Niereninsuffizienz ist diese Umwandlung gestört, so daß trotz normaler Zufuhr ungenügend „wirksames" Vitamin-D zur Verfügung steht. Erst extrem große Mengen an Vitamin-D führen bei chronischer Niereninsuffizienz zu verbesserter Kalzium-Aufnahme im Darm und Verkalkung des Knochens. Durch die verminderte Kalziumaufnahme ist auch die Blutkalzium-Konzentration bei chronischer Niereninsuffizienz häufig herabgesetzt.

**b) Eine Überfunktion der Nebenschilddrüsen
(sekundärer Hyperparathyreoidismus)**

Als Reaktion auf die genannte Erniedrigung des Serum-Kalziums produzieren die Nebenschilddrüsen vermehrt Parathormon, das durch Freisetzung von Kalzium aus dem Knochen die Kalziumkonzentration im Serum häufig erhöht. Zu vermehrter Parathormonausschüttung kommt es außerdem durch die Erhöhung des Phosphatgehaltes im Blut infolge der gestörten Phosphatausscheidung bei Niereninsuffizienz. Die Überproduktion von Parathormon, die schließlich auch dann noch fortbestehen kann, wenn die Blut-Kalzium-Konzentration bereits normal oder erhöht ist, führt jedoch zu einem erheblichen Umbau des Knochens, der teilweise durch ein fasriges Bindegewebe ersetzt wird.

Die *wichtigsten Symptome* der renalen Osteopathie sind Muskelschwäche, Muskelschmerzen und insbesondere Knochenschmerzen,

z. B. an den Füßen, den Beinen oder im Bereich der Wirbelsäule. Manchmal sind Knochenbrüche, z. B. der Rippen, bei unverhältnismäßig geringfügigen Verletzungen oder bereits bei normalen Bewegungen das erste Symptom. Durch den beschriebenen Knochenumbau kommt es gelegentlich auch zur Verformung des Brustkorbs, der Wirbelsäule oder der Kiefer. Ein eigenartiges Zeichen der Nebenschilddrüsenüberfunktion ist gelegentlich ein sehr hartnäckiger Juckreiz.

Seltener kommt es durch die Kalzium-Phosphat-Stoffwechselstörung zu Verkalkungen im Bindegewebe, besonders in Nachbarschaft der Gelenke, aber auch in den Blutgefäßwänden. Die Ablagerung in der Nähe der Gelenke kann zu gichtähnlichen Beschwerden führen mit Schmerzen, Schwellung, Rötung und Bewegungseinschränkung (sog. „Pseudogicht").

Die Blutuntersuchung deckt oft eine starke Erhöhung des Phosphats auf. Die Kalzium-Konzentration kann stark erniedrigt sein, jedoch auch normal oder erhöht. Als Zeichen des gesteigerten Knochenumbaus findet sich die sog. alkalische Phosphatase erhöht. Die Parathormonbestimmung bleibt vorläufig wenigen Laboren vorbehalten, da die Untersuchung sehr aufwendig ist.

Die regelmäßige, etwa $^{1}/_{2}$jährige *Röntgenuntersuchung* bestimmter Skelettanteile, (z. B. Hände, Füße, Schädel, Wirbelsäule) ist ein entscheidendes Mittel zur Erkennung der renalen Osteopathie, insbesondere deshalb, da selbst schwerste Veränderungen unter Umständen lange Zeit ohne Beschwerden auftreten. Andererseits sind jedoch auf dem Röntgenbild Veränderungen erst relativ spät erkennbar.

Mit Hilfe der *Knochenbiopsie* ist die feingewebliche (histologische) Untersuchung des Knochens möglich. Dazu wird nach örtlicher Betäubung mit einem Spezialwerkzeug eine kleine Gewebsprobe aus dem Beckenkamm entnommen (sog. Beckenkammbiopsie). *Diese Untersuchung ist für die Beurteilung der renalen Osteopathie unentbehrlich.* Sie hilft nicht nur bei der Früherkennung, sondern erlaubt allein die Unterscheidung verschiedener Formen der Knochenerkrankung — z. B. überwiegende Veränderungen durch Vitamin-D-Mangel oder Überwiegen der Veränderungen durch Überproduktion von Parathormon. Das ist wiederum Voraussetzung, um eine geeignete Behandlung (s. S. 155) festzulegen. Daneben ist die Bekkenkammbiopsie ein wichtiges Hilfsmittel für die Beurteilung des Behandlungserfolges. Die Knochenbiopsie sollte darum grundsätzlich bei Patienten mit Verdacht auf renale Osteopathie durchgeführt werden, zumal der Eingriff keinerlei Risiko bedeutet.

Behandlung der Osteopathie im Anfangsstadium: Zur Prophylaxe dient die medikamentöse Senkung der Serumphosphatkonzentration schon bei leichter Niereninsuffizienz (oberhalb Serum-Kreatinin-Werten von 2 mg %). Dieses Krankheitsstadium wird jedoch häufig gar nicht erfaßt, und in Wirklichkeit liegt bei fast allen Patienten im Beginn der Dialyse-Therapie bereits eine mehr oder weniger ausgeprägte Osteopathie vor. Als *Behandlungsmaßnahmen,* die ein Fortschreiten der Knochenveränderungen verhindern können, kommen in Frage:

1. Beschränkung der Zufuhr von Nahrungsphosphat (schwer durchführbar) oder einfacher die medikamentöse *Bindung von Phosphat im Darm,* z. B. durch *Einnahme von Alumunium-Hydroxyd* (Präparate Aludrox, Alucap). Angestrebt wird durch diese Behandlung eine Senkung des Phosphats auf etwa 5–6 mg % vor der Dialyse, wozu eine Dosierung von $3 \times$ 1–5 Tabletten Aludrox täglich notwendig ist.

2. Zufuhr einer kalziumreichen Kost bzw. von Kalziumtabletten.

3. Verwendung einer *Dialysat-Kalzium-Konzentration* von ca. *3,5* mval/l (s. VI, 2.c).

Behandlung der fortgeschrittenen Osteopathie: Bei schwerer Osteopathie reichen die oben genannten vorbeugenden Maßnahmen nicht aus. Je nachdem, ob mehr die Zeichen des Vitamin-D-Mangels oder mehr die Nebenschilddrüsenüberfunktion im Vordergrund stehen, sind zwei Möglichkeiten gegeben:

a) *Gabe von Vitamin-D bzw. verwandten Substanzen* (Vigantol, A. T. 10, 1,25-Dihydroxy-Vitamin-D_3, 5, 6-Trans-Vitamin-D_3, 1α-Hydroxy-Vitamin-D_3). Dies führt häufig zu einer erstaunlich raschen Besserung der Beschwerden sowie der Röntgenbefunde. Die Vitamin-D-Einnahme darf jedoch nur unter strenger Überwachung durch die Ärzte des Dialysezentrums erfolgen, da es sehr leicht zu gefährlichen *Überdosierungserscheinungen* kommen kann (z. B. massive Gefäß- oder Organverkalkungen!).

b) Unter Umständen kommt nur die totale oder fast totale operative *Entfernung der Nebenschilddrüsen* in Frage.

Es sei jedoch nochmals betont, daß jede Behandlung der fortgeschrittenen renalen bzw. Dialyse-Osteopathie nur mit Kenntnis der Knochenhistologie erfolgen soll.

5. Leberentzündung (Hepatitis)

Die Hepatitis ist eine in der Regel durch Viren verursachte Lebererkrankung, die gerade auf Dialyseabteilungen ein großes Problem darstellt. Obwohl der Nachweis bisher nicht eindeutig gelungen ist, kann angenommen werden, daß es mindestens 2 verschiedene, die typische Hepatitis auslösende Virusarten gibt. Bei Infektion mit dem einen Virustyp kommt es nach einer Inkubationszeit (d. h. der Zeit zwischen Infektion und Ausbruch der Erkrankung) von 14–40 Tagen zur Hepatitis A, der andere Typ führt nach einer wesentlich längeren Inkubationszeit von 40–240 Tagen zur Hepatitis B, auch Serum- oder Transfusionshepatitis genannt (s. S. 148). Daneben gibt es eine Reihe anderer Viren und Bakterien, die ebenfalls eine Hepatitis auslösen können. Leberveränderungen wie bei Hepatitis gibt es ferner durch bestimmte, bei chronisch Nierenkranken angewandte Medikamente (Immunsuppressiva, Hormone, blutdrucksenkende Mittel, S. XIX, 5.).
Auf Dialyseabteilungen handelt es sich überwiegend um die Hepatitis B. Aus Umfragen in den USA und Europa geht hervor, daß ca. doppelt so viel Klinikdialysepatienten wie Heimdialysepatienten an Hepatitis erkranken. Die Übertragung der Hepatitis B erfolgt zwar häufig, jedoch keineswegs ausschließlich auf dem Blutwege. Die Ansteckung ist auch möglich über Mundschleimhaut und Magendarmtrakt durch minimale, teilweise unsichtbare Blutreste an den Händen (z. B. nach Blutentnahme oder durch Blutflecken in der Wäsche). Möglich ist aber auch eine Infektion durch Berührung mit Speichel, Nasensekret, Ausscheidungen und Peritonealdialysat. Die alte Bezeichnung „Serum- oder Transfusions-Hepatitis" für die Hepatitis B ist also nur bedingt zutreffend.
Das besonders häufige Vorkommen der Hepatitis auf Dialyseabteilungen — trotz inzwischen weitgehend vermiedener Bluttransfusionen — hat verschiedene *Gründe:*
a) den ständigen Kontakt der Patienten und des Pflegepersonals mit Blut

b) die gestörte Infektionsabwehr bei Nierenkranken

c) den bei Dialysepatienten besonders häufigen Verlauf ohne Gelbsucht oder andere klinische Symptome (s. u.), wodurch die Hepatitis manchmal nicht erkannt wird.

d) die verglichen mit Normalpersonen längere Ansteckungsfähigkeit von Dialysepatienten.

1. Die *Symptome der Hepatitis* sind zunächst vieldeutig: Müdigkeit, Appetitlosigkeit, leichtes Fieber, starkes Schwitzen, Muskel- und Gelenkschmerzen werden leicht als „grippaler Infekt" fehlgedeutet. Weitere mögliche Beschwerden sind Übelkeit, Erbrechen, Durchfall (unter Umständen entfärbter Stuhl), Druckgefühl und gelegentlich Schmerzen im rechten Oberbauch.

Der Urin kann dunkel verfärbt sein. Selten tritt ein Hautausschlag auf. 1–3 Wochen nach Auftreten der ersten Symptome kommt es bei Dialysepatienten in weniger als 50% durch Erhöhung des Serum-Bilirubins zur Gelbsucht (Ikterus), die zuerst an den Augen erkennbar ist (Skleren-Ikterus). Die Symptome können Tage bis Wochen bestehen bleiben, bilden sich aber in der Regel völlig zurück. Vielfach verläuft die Hepatitis jedoch ohne irgendwelche Krankheitszeichen und wird dann nur zufällig anläßlich bestimmter Blutuntersuchungen erkannt.

2. Die *Diagnose der Hepatitis* wird gesichert aus Blutuntersuchungen, wie der Bestimmung der sog. Transaminasen und anderer Leberfermente (SGOT, SGPT, γ-GT) und des Bilirubins. Die größte Bedeutung hat jedoch in den letzten Jahren der Nachweis des *Australia-Antigen,* abgekürzt Au-Antigen oder Hepatitis-B-Antigen oder abgekürzt HB_S-AG. Dieses ist oft bereits 1–4 Wochen vor den ersten Krankheitszeichen nachweisbar. Ein positiver Australia-Antigen-Test ist beweisend für die Hepatitis-B (negativ bei der Hepatitis-A). *Ansteckungsgefahr besteht, stattdessen:* bei den meisten Patienten, *solange das Australia-Antigen nachweisbar ist.* Der feingeweblichen (histologischen) Untersuchung der Leber durch eine Leberpunktion stehen wir generell ablehnend gegenüber, da ein gewisses Blutungsrisiko besteht. Nur in einzelnen Fällen ist eine Leberbiopsie zur Klärung der Diagnose notwendig. Im Gegensatz zu nierengesunden Personen wie z. B. dem Pflegepersonal, bei welchen das Australia-Antigen im allgemeinen 1–3 Monate nach der Hepatitiserkrankung nicht mehr nachweisbar ist, findet es sich bei Dialy-

sepatienten oft wesentlich länger, unter Umständen viele Jahre. Dadurch besteht umso mehr die *Gefahr der weiteren Ausbreitung der Hepatitis-Infektion.* Infolgedessen ist eine *regelmäßige Kontrolle* des Australia-Antigen bei allen Dialysepatienten in kürzeren Zeitabständen notwendig. Nur so läßt sich z. B. das Risiko vermindern, daß ein Dialysepatient anläßlich einer Feriendialyse die Hepatitis in ein vorher „sauberes" Dialysezentrum überträgt.

Aus diesem Grund wird in den meisten Zentren jeder Patient grundsätzlich vor Antritt einer Ferienreise noch einmal hinsichtlich des Australia-Antigen untersucht.

3. Aufgrund der verschiedenen Infektionsmöglichkeiten ergeben sich folgende wichtige *Maßnahmen zur Verhütung bzw. Eindämmung der weiteren Ausbreitung der Hepatitis:*

a) Möglichst *räumliche Trennung* von sog. chronischer Klinikdialyse, Heimdialysetraining und akuter Dialyse (dort besonders hohes Infektionsrisiko durch häufig notwendige Bluttransfusionen).

b) *Äußerste Einschränkung von Bluttransfusionen.*

c) *Verwendung von Einmalartikeln,* wie Kanülen, Spritzen, Verbandsmaterial, Dialysatoren; möglichst auch Einmalgeschirr.

d) Alle Verrichtungen im Verlauf der Dialyse müssen grundsätzlich mit *Handschuhen* durchgeführt werden (Punktion, An- und Abschluß, Reinigung des Gerätes u. a.)

e) *Grundsätzliche Händedesinfektion* nach Kontakt mit dem Patienten, selbstverständlich besonders nach Kontakt mit Blut.

f) *Einschränkung von Essen, Trinken und Rauchen in Räumen,* in denen mit *Blut* hantiert wird.

g) *Regelmäßige Australia-Antigen-Kontrolle* bei allen Dialyse-Patienten und dem Pflegepersonal.

h) *Fernhalten Australia-Antigen-positiver Patienten* aus dem *normalen Dialysebereich!* Stattdessen sind die Dialysen möglichst auf einer Infektionsabteilung oder in besonderen abgesonderten, Au-Antigen-positiven Bereichen (z. B. in Limited-care-Zentren) durchzuführen. Alleinige Bereitstellung bestimmter Geräte für diese Patienten genügt nicht. Besondere Vorsicht bei Anwendung sog. Wiederverwendungsverfahren! Die Australia-Antigen-positiven Patienten einer Dialyseabteilung einschließlich der Heimdialysepatienten sollten allen Mitarbeitern bekannt sein (z. B. Aushängen einer immer wieder auf den neuesten Stand gebrachten Liste), damit bei eventueller Aufnahme entsprechende Vorsichtsmaßnahmen getroffen werden können.

i) Bei Umgang mit Australia-Antigen-positiven Patienten grundsätzlich Benutzung von Schutzkleidung, Handschuhen und anderem.

k) Strengste Einhaltung dieser Maßnahmen durch alle Beteiligten und gegenseitige Überwachung.

Die schon seit Jahren empfohlene regelmäßige Gabe von Gammaglobulin hat keinen wesentlichen Einfluß auf die Hepatitis B. Erst durch die neuerdings mögliche Injektion von Gammaglobulin, welches von Patienten nach überstandener Hepatitis gewonnen wurde, ist auch bei der Hepatitis B zumindest eine Abschwächung der Erkrankungserscheinungen möglich. Dieses Verfahren ist noch sehr teuer, und bisher liegen sehr wenig klinische Erfahrungen darüber vor.

Der beste Schutz wäre die Impfung gegen Hepatitis. Es ist damit zu rechnen, daß diese im Laufe der nächsten 2–3 Jahren möglich sein wird.

XVIII. Peritonealdialyse

1. Einleitung

Auf die Peritonealdialyse soll kurz eingegangen werden, da u. U.
Heimdialyse-Patienten vorübergehend mit diesem Verfahren behandelt werden. So z. B., wenn die Entscheidung zur Dialyse sehr
plötzlich getroffen werden muß und das Aufweiten einer frisch angelegten Cimino-Fistel nicht abgewartet werden kann.
Besonders durch die Entwicklung und Verwendung von Verweilkathetern sowie automatischer Peritonealdialyse-Geräte kommt die
Peritonealdialyse bei einigen Patienten jedoch auch als Dauertherapie eher in Frage als Hämodialyse.

2. Prinzip der Peritonealdialyse

Bei der Peritonealdialyse dient als *Dialysemembran das Bauchfell
(Peritoneum)*, welches die Bauchhöhle sowie die Baucheingeweide
wie Darm, Leber, Milz u. a. überzieht. Das Peritoneum ist reichlich
mit kleinen Blutgefäßen, sog. Kapillaren, durchblutet. Läßt man
eine geeignete Spülflüssigkeit (s. S. 161) in die freie Bauchhöhle
einlaufen, so treten aus den Kapillaren des Peritoneums über die
Peritonealmembran harnpflichtige Stoffe in diese Waschlösung
über. Ihre Konzentration im Blut nimmt entsprechend ab.
Die *Ultrafiltration* bei der Peritonealdialyse beruht auf dem *Prinzip
der Osmose:* durch Zugabe von mindestens 1,5 g% Zucker (Glukose, Sorbit) zum Dialysat wird die Konzentration gelöster Teilchen in
diesem größer als im Blut, wodurch dem Körper Wasser entzogen
wird. Je nachdem, ob viel oder weniger Wasser mit der Peritoneal-

Tabelle 15. Zusammensetzung verschiedener Peritonealdialyse-Lösungen

		Lösung I	Lösung II	Lösung H
Natrium	(mval/l)	140	=	127
Kalium	(mval/l)	0–4,0	=	=
Calcium	(mval/l)	3,5	=	2,6
Magnesium	(mval/l)	1,0	=	1,0
Chlorid	(mval/l)	101–105	=	95,6
Acetat od. Lactat	(mval/l)	44	=	35
Zucker	(g/l)	15	70	20
Osmolalität	(mosmol/l)	340	673	369

dialyse entfernt werden soll, läßt sich die Zuckerkonzentration der Spüllösung verändern. Abgesehen von dem Zuckerzusatz sind die Peritonealdialyselösungen ähnlich zusammengesetzt wie die Waschlösungen für die Hämodialyse (Tabelle 15).

3. Unterschiede zwischen Peritonealdialyse und Hämodialyse

Im Unterschied zur Hämodialyse gibt es bei der Peritonealdialyse keinen extracorporalen Kreislauf. Sie wird deshalb von Kindern und älteren Patienten oft besser als die Hämodialyse vertragen. Der entscheidende und praktisch sehr wichtige Gegensatz zur Hämodialyse ist, daß die Peritonealdialyseflüssigkeit absolut steril sein muß, da es sonst sehr leicht zu einer Bauchfellentzündung kommen würde. Ein weiterer Unterschied besteht in der Größe der Membranporen: aus dem Blut können z. B. Teilchen von der Größe der Eiweißkörper in die Spülflüssigkeit übertreten. Typisch für die Peritonealdialyse ist dadurch ein verhältnismäßig großer *Eiweißverlust,* der durch entsprechend höhere Eiweißzufuhr mit der Nahrung ausgeglichen werden muß.
Die Leistungsfähigkeit der Peritonealdialyse für Dialysance (s. III.) der „kleinen Moleküle" wie Harnstoff, Kreatinin und Harnsäure ist geringer als die der Hämodialyse, so daß ihre Konzentrationen nicht so rasch und stark abfallen wie bei der Hämodialyse. Dagegen ist die Peritonealmembran für die sog. „Mittelmoleküle", die für be-

stimmte Urämie-Zeichen verantwortlich sein sollen, besser durch-
gängig als die für die Hämodialyse verwendeten Cuprophanmem-
branen. Bei Kindern entspricht die Leistungsfähigkeit der Peritonealdialyse fast der einer Hämodialyse, da das Bauchfell eine zum
Körpergewicht relativ größere Oberfläche aufweist.

4. Technik und Ablauf der Peritonealdialyse

Für die Peritonealdialyse verwendet man 3–5 mm dicke und
30–35 cm lange Kunststoffkatheter aus Nylon, PVC oder Silikon-
Kautschuk. Bei der Anlage ist auf größtmögliche Sterilität zu achten, d. h. Tragen eines Mundschutzes aller im Raum Anwesenden,
gründliche Desinfektion der Bauchhaut, Abdeckung des Bauches
mit sterilen Tüchern, Tragen steriler Schutzkleidung und Handschuhe seitens des operierenden Arztes. Der *Katheter* wird nach örtlicher Betäubung und einem etwa 1 cm langen queren Hautschnitt
5 cm unterhalb des Nabels in der Mittellinie in die Bauchhöhle so
weit eingeführt, daß das Ende möglichst am tiefsten Punkt des Bauches, d. h. im kleinen Becken, liegt. Für die Peritonealdialyse wird
entweder jedes Mal ein neuer Katheter in die Bauchhöhle eingeführt, oder man verwendet sog. Verweilkatheter. Von diesen ist der
Tenckhoff-Katheter der bekannteste. Er besteht aus Silikon-Kautschuk und ist mit einer oder zwei Dacron-Manschetten versehen,
die fest im Gewebe einheilen. Dadurch wird die Austrittsstelle des
Katheters aus der Haut abgedichtet und das Infektionsrisiko erheblich vermindert. Die Einführung des Tenckhoff-Katheters geschieht
im allgemeinen mit einem Spezialinstrument. Eine weitere Erleichterung bedeutet der von uns entwickelte *Stilett-Verweilkatheter,* der
sich vom Tenckhoff-Katheter nur geringfügig unterscheidet. Die
Peritonealdialyse-Katheter haben an dem in der Bauchhöhle liegen-
den Teil zahlreiche kleine Löcher, damit die Flüssigkeit schneller
ein- und auslaufen kann.
In der Regel läßt man durch Schwerkraft 2 Liter der auf Körpertemperatur erwärmten *Peritonealdialyseflüssigkeit* über den Katheter einlaufen und unmittelbar danach oder nach einer kurzen Ver-
weildauer in ein Sammelgefäß auslaufen. Dieser *Wechsel* von Ein-

lauf, eventueller Verweilzeit und Auslauf dauert ca. 20–30 Minuten. Damit erreicht man die größtmögliche Wirksamkeit der Peritonealdialyse. Die Einzelbehandlung dauert je nach Notwendigkeit zwischen 8 und 24 Stunden, entsprechend 20–60 Wechseln.

Bedingt durch die osmotische Wirkung der Peritonealdialyselösung (s. S. 160) ist die auslaufende Flüssigkeitsmenge größer als die einlaufende. Dies wird ausgedrückt als sog. *Negativbilanz.* Durch Messungs-Ungenauigkeiten ist diese Negativbilanz häufig mehr als doppelt so hoch wie die tatsächliche bei einer Dialyse erreichte Ultrafiltration (Gewichtsabnahme unter Berücksichtigung eventueller Flüssigkeits- und Nahrungszufuhr). Nur bei ungenügender Negativbilanz oder ausgeglichener Bilanz läßt man gelegentlich, z. B. bei jedem 2. oder 3. Wechsel, parallel zur Standardlösung (1,5 g% Zucker) 1 Liter der hochprozentigen Lösung einlaufen. Das ist allerdings nicht notwendig, wenn nur während der ersten Wechsel der Flüssigkeit nicht vollständig ausläuft. In der Regel wird dieser „Pool" von zurückbehaltener Peritonealdialyseflüssigkeit im Laufe der weiteren Dialyse abgebaut. Bei Verwendung von Verweilkathetern ist es ratsam, bei Dialyseabschluß immer 300–500 ml frisches Dialysat als „Pool" einlaufen zu lassen, um eine Verlegung des Katheters zwischen den Dialysen zu verhindern.

Wie bei der Hämodialyse muß über jede einzelne Peritoneladialyse ein *Protokoll* geführt werden, woraus auch eventuelle Besonderheiten des Dialyseverlaufes ersichtlich sind (z. B. Schmerzen, verlängerte Dialysedauer, Trübung der auslaufenden Flüssigkeit (s. S. 168). Ein Muster eines solchen Protokolls ist in Tabelle 16 wiedergegeben.

Strengste Sterilitätsvorschriften sind nicht nur für das Einführen des Katheters, sondern für jede weitere Peritonealdialyse über Verweilkatheter zu beachten. Dazu gehört die gründliche äußerliche Desinfektion (z. B. mit Merfen) der Peritonealdialysekanister vor Einstechen der Schlauchsysteme und vor Einfüllen bestimmter Zusätze (Heparin, Antibiotika s. S. 168). Alle Manipulationen am Katheter sollen nur mit sterilen Handschuhen erfolgen. Vor dem Anschluß und beim Abschluß muß das Katheterende gründlich mit einem Desinfektionsmittel gereinigt werden. Das Zubehör für Anschluß und Abschluß ist aus Tabelle 17 ersichtlich.

Zwischen den Dialysen mittels Verweilkatheter soll dieser durch ei-

Tabelle 16. Peritonealdialyse-Protokoll

Datum . . . .

Name: Vorname:
Dialyse-Nr.:   Trockengew.:   kg   Anfangsgew.:   kg
                                         Endgew.:   kg
Anfang: RR→   RR↑   Ende: RR→   RR↑

Nr.	Zeit	Einfluß	Ausfluß	Einzel-bilanz	Gesamt-bilanz	Zusätze

Dialyse-Verlauf/Anordnungen:

Tabelle 17. Zubehör für Anschluß bzw. Abschluß der Peritonealdialyse mittels Verweilkatheter

Mundschutz, Haube
Desinfektionslösung (z. B. Merfen)
Steril: Handschuhe
      Pinzette
      Kompressen
      Tupfer
      Spritze
      Verschlußklappe für Katheter
      selbstklebende Verbandsgaze
      0,9% NaCl-Lösung
      Heparin

nen sterilen Verband geschützt werden. Duschen oder sogar Schwimmen in sauberem Wasser (ohne Verband!) sind möglich, jedoch sollte hinterher der Katheter genau wie beim Anschluß bzw. Abschluß versorgt werden, d. h. gründliches Reinigen mit einem Desinfektionsmittel, steriler Verband.
Die Verweilkatheter sind durchschnittlich 6–8 Monate, in Ausnahmefällen auch über 2–3 Jahre zu benutzen.

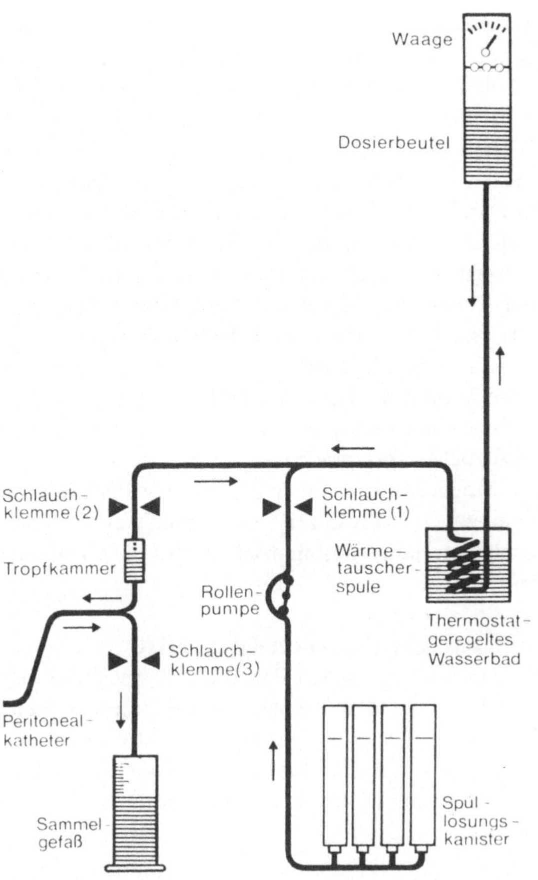

Abb. 22. Funktionsweise eines halbautomatischen Peritonealdialyse-Gerätes
Einlaufphase: Schlauchklemme 2 geöffnet, 1 und 3 geschlossen
Auslaufphase: Schlauchklemme 3 geöffnet, 2 geschlossen, gleichzeitig Füllung des Dosierbeutels durch Rollenpumpe nach Öffnung der Schlauchklemme 1

Peritonealdialysegeräte

Durch Verwendung *halbautomatischer* Peritonealdialysegeräte wird die Dialysebehandlung wesentlich vereinfacht und das Infektionsrisiko eingeschränkt. Bei diesen Geräten wird die Spülflüssigkeit aus

10 l Behältern mit einer Rollenpumpe in einen an einer Waage hängenden Vorratsbeutel (Dosierbeutel) transportiert. Die Pumpe schaltet sich automatisch aus, wenn die vorgegebene Menge für einen Einlauf, im allgemeinen 2 l, erreicht ist. Danach öffnet sich das Einlaufventil (Abb. 22), und das Dialysat durchläuft allein aufgrund der Schwerkraft zunächst ein thermostatisch geregeltes Wasserbad, in dem es erwärmt wird und fließt anschließend zum Patienten. Sofort nach Beendigung des Einlaufes (das Einlaufventil wird dann automatisch geschlossen) oder nach einer entsprechend eingestellten Verweilzeit öffnet sich automatisch das Auslaufventil und das Dialysat läuft passiv durch Heberdrainage aus. Während das Auslaufventil geöffnet ist, wird der Vorratsbeutel erneut gefüllt. Jeder neue Einlauf wird durch Knopfdruck erst ausgelöst, wenn die ausgelaufene Dialysatmenge auf Vollständigkeit kontrolliert wurde. Eine zusätzliche Vereinfachung der halbautomatischen Geräte bedeutet die Möglichkeit, an einer Uhr die gewünschte Dauer eines Wechsels (Einlauf − Verweilzeit − Auslauf) einzustellen. Dann läuft die Dialyse so lange automatisch ab, bis die vorbereiteten Kanister entleert sind.

Automatische Peritonealdialysegeräte

Die vollautomatischen Peritonealdialysegeräte registrieren und vergleichen über einen eingebauten Computer Einlauf- und Auslaufmenge und schalten entsprechend auf Einlauf und Auslauf. Teilweise wird auch die Peritonealdialyselösung nach dem Prinzip der Proportionierung (s. VI, 1. c). aus Konzentrat und sterilisiertem Wasser laufend hergestellt.

5. Beschwerden und Komplikationen

a) Schmerzen

Bei Einführen des Katheters empfinden die Patienten gelegentlich Schmerzen in der Aftergegend, die verschwinden, wenn der Katheter ein kleines Stück zurückgezogen wird. Gelegentlich klagen die Patienten über Schmerzen bei Ende der Auslaufphase, die offenbar durch eine Sogwirkung auf Katheter-benachbarte Eingeweide (z. B.

kleines Netz, Dünndarm) bedingt sind. Sie können besonders dann auftreten, wenn ein hohes Gefälle zwischen Blut und Sammelgefäß besteht. Schmerzen sind auch typisch bei Verwendung der hochkonzentrierten, d. h. stark zuckerhaltigen Lösungen. Wenn über das System Luft in das Abdomen gelangt, kommt es im Verlauf der Peritonealdialyse manchmal zu Schulterschmerzen, die im Stehen, also nach Peritonealdialyse noch zunehmen können. Sie sind auf eine Reizung des Zwerchfellnerven (Phrenicus) durch Luftansammlung unter dem Zwerchfell zu erklären. Anhaltende Schmerzen sind immer verdächtig auf eine Bauchfellentzündung (Peritonitis, s. S. 168).

b) Durst

Durst tritt häufig bei Ende der Peritonealdialyse durch verstärkten Flüssigkeitsentzug, gelegentlich Erhöhung der Serum-Natrium-Konzentration oder durch Übertritt von Zucker aus dem Dialysat in das Blut auf (Erhöhung der Serum-Osmolalität, vergleiche auch Durst bei Zuckerkranken).

c) Drainageschwierigkeiten

Häufig sind Schwierigkeiten mit dem Auslauf, weniger häufig mit dem Einlauf. Manchmal lösen sich diese Probleme bereits nach Lagewechsel, kurzem Aufstehen oder Gabe eines Abführmittels. Anhaltende Störungen des Dialysatauslaufes sind Grund zu einer Röntgen-Darstellung des Katheters, durch die z. B. eine Lageveränderung des Katheters, etwa unter das Zwerchfell, festzustellen ist. In der Regel ist dann die Entfernung des Katheters und das Einführen eines neuen erforderlich. Gelegentlich wird übersehen, daß zu einer ausreichenden Drainage ein Mindestgefälle von 30 cm vom Patientenbett zum Auslaufkanister bestehen muß (z. B. zu niedrige Schlafzimmerbetten bei Heimperitonealdialysebehandlung).
Eine häufige Ursache von Drainagestörungen sind Gerinnsel, welche die Katheterlöcher verlegen können. Deshalb wird besonders nach Neuanlage eines Verweilkatheters, vielfach aber auch für die Dauerbehandlung, der Zusatz von Heparin zum Dialysat in einer Menge von 100–200 I. E./1 empfohlen. Da Heparin über das Peritoneum kaum in den Körper aufgenommen wird, ist eine allgemeine gerinnungshemmende Wirkung dabei nicht zu befürchten.

d) Hypotonie

Durch zu starke Ultrafiltration kann es zu Hypotonie kommen. Dies läßt sich meist durch Verlangsamung der einzelnen Wechsel und Einschränkung höher konzentrierter Spüllösungen vermeiden.

e) Hypertonie

Ähnlich wie bei Hämodialyse sind auch bei der Peritonealdialyse Blutdruckanstiege gerade bei starker Ultrafiltration möglich.

f) Eiweißverlust

Auf den Verlust von Eiweiß bei der Peritonealdialyse wurde bereits hingewiesen. Die Angaben schwanken zwischen 0,1 und 2 g Eiweißgehalt pro Liter auslaufender Dialysatflüssigkeit, so daß unter Umständen bei 3 Peritonealdialysen wöchentlich 50–80 g Eiweiß verloren gehen. Damit es auf diesem Wege nicht zu einem Eiweißmangel und einer Gewichtsabnahme kommt, ist gerade bei Peritonealdialysepatienten eine eiweißreiche Kost nötig, d. h. mindestens 1 g Eiweiß/kg Körpergewicht täglich.

g) Bauchfellentzündung (Peritonitis)

Die Peritonitis ist die schwerwiegendste Komplikation der Peritonealdialysebehandlung. Dabei kommt es meist zu starken Schmerzen, Abwehrspannung des Bauches auch nach der Dialyse, Übelkeit und Erbrechen. Häufig sind Fieber und eine Vermehrung der weißen Blutkörperchen (Leukocytose) festzustellen. Die auslaufende Dialyseflüssigkeit ist oft trübe und flockig.
Bei Verdacht auf eine Peritonitis sollte sofort eine bakteriologische Untersuchung der Spülflüssigkeit erfolgen. Patienten mit nachgewiesener Peritonitis sind stationär aufzunehmen und zunächst mit täglichen Peritinealdialysen zu behandeln, wobei der Dialyseflüssigkeit Antibiotika zugesetzt werden. Außerdem werden diese Antibiotika als Tabletten oder in Spritzenform verordnet. Bei frühzeitig einsetzender Behandlung läßt sich die Peritonitis auch bei Patienten mit Verweilkathetern fast stets beheben, so daß der Katheter im Bauch belassen werden kann. Nur in Ausnahmefällen heilt die Peritonitis erst dann aus, wenn der Katheter entfernt wird. Jedoch kann

in der Regel einige Zeit später ein neuer Katheter eingelegt werden. Die Peritonitis wird fast ausschließlich durch Bakterien verursacht, die infolge unsachgemäßer Behandlung (mangelnde Beachtung der Sterilitätsvorschriften) über die äußere Katheteröffnung in die Bauchhöhle gelangen.

6. Indikationen zur Peritonealdialyse-Behandlung

Die Peritonealdialyse kann entweder überbrückend oder als echte Dauerbehandlung angewandt werden.

a) Überbrückende Peritonealdialyse-Behandlung

Die überbrückende oder befristete Peritonealdialyse kommt in folgenden Situationen in Betracht:
1. akut notwendige Dialysebehandlung bei Patienten, deren Nierenkrankheit bis dahin nicht bekannt war.
2. bei Patienten, die zur Hämodialyse vorgesehen sind, deren Cimino-Fistel jedoch noch nicht genügend aufgeweitet ist.
3. bei Hämodialysepatienten nach Verschluß eines Shunts bzw. einer Fistel bis zur Punktierbarkeit einer neu angelegten Fistel.

b) Dauerperitonealdialyse-Behandlung

Die Dauerperitonealdialyse-Behandlung ist hauptsächlich in folgenden Situationen zu empfehlen:
1. bei Patienten mit fehlenden Shuntmöglichkeiten, z. B. nach zahlreichen vorangegangenen Shuntkomplikationen.
2. bei alten Patienten, besonders mit Herzinsuffizienz, nach Herzinfarkt, für die die Hämodialyse eine zu große Kreislaufbelasung darstellen würde.
3. eventuell auch bei jüngeren Patienten mit schwerer Herzschädigung.
4. bei Kindern, da vielfach die Anlage einer gut funktionierenden Fistel aufgrund der sehr kleinen Gefäße nicht möglich ist.
5. bei Diabetikern, z. T. deshalb, weil bei ihnen infolge der generalisierten Blutgefäßschädigung schwere Durchblutungsstörungen bestehen, die durch eine Shunt- oder Fisteloperation noch weiter

verschlechtert würden. Eine besondere Gefahr stellen für Diabetiker die für die Hämodialyse erforderlichen großen Heparinmengen dar.

7. Häufigkeit und Dauer der Einzelperitonealdialysen

Üblich ist auch bei der Dauer-Peritonealdialyse ein Rhythmus von 3 Dialysen wöchentlich. Wegen der geringeren Effektivität (s. XVIII, 3.) ist eine Dauer der Einzeldialyse von 10–12 Stunden notwendig. Teilweise wird mit gutem Erfolg auch die tägliche, kurze Dialyse vorgezogen.

8. Ergebnisse

Bei der angegebenen Behandlungsdauer und -Frequenz gelingt es in einem großen Prozentsatz, die Patienten in einem guten Zustand zu erhalten bzw. sie voll zu rehabilitieren. Wie bereits erwähnt, sind die Serum-Harnstoff- und -Kreatinin-Konzentrationen bei der Peritonealdialyse höher als bei der Hämodialyse. Die Anämie ist oft weniger ausgeprägt als bei Hämodialysepatienten, hauptsächlich weil bei Peritonealdialyse die ständigen Blutverluste entfallen. Bei Kindern, die mit Dauerperitonealdialyse behandelt werden, ist jedoch die Anämie eines der Hauptprobleme.

9. Heim-Peritonealdialyse

Die entscheidenden Vorzüge der Peritonealdialyse mit Hilfe der Verweilkatheter sind leichte Durchführbarkeit sowie die im Vergleich zur Hämodialyse geringere Gefahr akut auftretender Komplikationen. Dadurch ist sie zur Durchführung im Heim in idealer Weise geeignet. Selbst Alleinstehende können die Heimperitonealdialyse ohne jede fremde Hilfe und ohne Risiko durchführen.
Die Ausbildung zur Heimperitonealdialyse nimmt selten länger als etwa 3 Wochen in Anspruch. Das Hauptaugenmerk ist darauf zu richten, daß die Patienten lernen, auf größtmögliche Sterliltät zu

achten (z. B. beim Hantieren am Katheter, Vorbereitung der Lösung bzw. Anstechen der Kanister mit Schlauchsystemen). Sie müssen in der Lage sein, Entzündungen im Bereich des Katheters oder eine Bauchfellentzündung frühzeitig zu erkennen. Ferner müssen die Patienten die Bedeutung der Bilanzierung verstehen, sowie die Ultrafiltration und wie diese zu steuern ist, um auf das sog. Trockengewicht zu kommen. Hinsichtlich der theoretischen Kenntnisse über ihre Krankheit und die typischen Langzeitkomplikationen gilt für Heim-Peritonealdialyse-Patienten ähnliches wie für die Heim-Hämodialyse-Patienten.

Die *ambulante Versorgung von Heim-Peritonealdialysepatienten* entspricht weitgehend der Versorgung der Hämodialysepatienten im Heim. Besonders sorgfältig muß auf eine ausreichende Eiweißernährung des Patienten geachtet werden, damit es nicht durch den ständigen Eiweißverlust zu einer Abnahme des Körpergewichtes kommt. Die medikamentöse Therapie wird so gehandhabt wie bei Hämodialysepatienten, (d. h. regelmäßige Einnahme von Aluminium-Hydroxyd, Vitamin- und Eisenpräparaten, s. XIII, 8.). Um eine eventuelle Infektion der Bauchhöhle möglichst früh zu erkennen, wird in Abständen von ca. 4 Wochen eine *Dialysatprobe* zur bakteriologischen Untersuchung eingesandt. Man entnimmt diese Probe von auslaufendem Dialysat gleich zu Beginn einer Peritonealdialyse.

XIX. Nierentransplantation

1. Einleitung

Neben Hämodialyse und Peritonealdialyse ist die Nierentransplantation das dritte Verfahren zur Behandlung von Patienten mit terminaler Niereninsuffizienz. Sie wird bereits seit ca. 20 Jahren praktiziert, und sicherlich ist eine erfolgreiche Transplantation heute als das beste der drei Behandlungsverfahren anzusehen, solange die transplantierte Niere einwandfrei funktioniert. Jedoch sind die Langzeiterfolge der Nierentransplantation — besonders hinsichtlich der Überlebenszeit — schlechter als die der Hämodialyse, besonders der Heimdialyse.

2. Gewebseigenschaften, Typisierung, Antikörper- und Kreuzprobe

Die ungünstigeren Ergebnisse der Nierentransplantation sind weniger durch das operative Vorgehen bedingt — dieses ist in Transplantationszentren inzwischen weitgehend Routine — als durch das Problem der

Gewebeunverträglichkeit: Eine ideale Übereinstimmung der Gewebseigenschaften von Spender und Empfänger gibt es nur bei eineiigen Zwillingen, so daß die ersten längeren Erfolge bei diesen zu verzeichnen waren. Abgesehen von diesem Sonderfall hat der Organismus immer das Bestreben, körperfremdes Gewebe, wie z. B. eine transplantierte Niere, abzustoßen. Die Gefahr der Abstoßung ist jedoch geringer, wenn Spender und Empfänger ähnliche Gewebseigenschaften haben. Die Wahrscheinlichkeit ähnlicher Gewebseigenschaften ist am größten bei Transplantationen unter Geschwistern oder zwischen Eltern und Kindern.

Eine Mindestvoraussetzung ist die Blutgruppenverträglichkeit von Spender und Empfänger. Das bedeutet nicht unbedingt Blutgruppenübereinstimmung. So gilt jemand mit der Blutgruppe AB als Universalempfänger, eine Person mit der Blutgruppe 0 gilt als Universalspender. Maßgeblich hinsichtlich der Blutgruppenverträglichkeit sind lediglich die Hauptblutgruppen, nicht jedoch Untergruppen wie z. B. der Rhesusfaktor. Die übrigen für eine Transplantation entscheidenden *Gewebseigenschaften* oder *Transplantationsantigene* lassen sich durch die sog. *Gewebetypisierung* feststellen. Sie sind z. B. auch an Lymphocyten, (besonderen weißen Blutkörperchen) nachweisbar. Darum erfolgt die Typisierung am einfachsten durch die Zugabe verschiedener Testseren zu Blut bzw. Lymphocyten des Empfängers und Spenders.

Die Abstoßung eines Transplantates kommt dadurch zustande, daß der Empfänger gegen eine bestimmte Gewebseigenschaften oder ein Antigen des Spenderorgans sog. *Antikörper* bildet. Diese reagieren dann mit den Antigenen derart, daß es zu einer schweren, unter Umständen unbeherrschbaren Entzündung im Transplantat kommt. Solche Antikörper kann der Empfänger bereits durch bestimmte Entzündungen (z. B. besondere Arten der Glomerulonephritis) gebildet haben, wodurch es zu einer besonders schnellen und heftigen Abstoßungsreaktion kommen kann. Darum wird *vor* einer Transplantation das Empfängerserum regelmäßig auf das Vorliegen dieser Antikörper geprüft. Der sog. „direkte Crossmatch", d. h. eine *Kreuzprobe* zwischen Empfänger-Serum und Lymphocyten des Spenders, erfolgt noch einmal unmittelbar vor der Transplantation.

3. Spenderauswahl

Für die Transplantation kommen sowohl *Lebendspender-Nieren* als auch die *Nieren frisch Verstorbener* infrage. Das Alter des Spenders sollte max. ca. 45 Jahre betragen.

Als Lebendspender eignen sich am ehesten enge Verwandte wie Geschwister, Eltern oder Kinder des Patienten, da die Chance ähnlicher Gewebseigenschaften bzw. gleicher Transplantationsantigene am größten ist (s. S. 173).

Vor einer Transplantation zwischen Verwandten muß neben der Blutgruppenbestimmung und Typisierung durch besondere Untersuchungen (u. a. Urinsediment, Röntgen-Untersuchungen der Niere einschließlich der Nierengefäße, Blutproben) gesichert sein, daß der Spender selbst wie auch seine Nieren gesund sind.

Lebendspender-Transplantationen stellen bei Übereinstimmung der getesteten Antigene noch immer die erfolgreichste Form der Transplantation dar. Jedoch findet sich für die meisten Patienten kein geeigneter Verwandtenspender.

Darum ist man in den letzten Jahren mehr und mehr dazu übergegangen, für die Transplantation die Nieren frisch Verstorbener zu verwenden. Am ehesten kommen hierfür Unfallopfer bis zu einem Alter von ca. 45 Jahren in Frage.

Zwischen der Entnahme des Spenderorgans und der Transplantation ist die Niere ohne besondere technische Maßnahmen nur wenige Stunden überlebensfähig. Diese Zeitspanne ist häufig jedoch nicht für Typisierung, Transport und Vorbereitung des Empfängers ausreichend. Erst durch sofortiges Durchspülen und Auffüllen der Nierengefäße mit einer besonders dazu entwickelten Lösung und Lagerung bei 2–4° C ist inzwischen eine Konservierung der Nieren bis ca. 24 Stunden nach Entnahme möglich. Diese Zeitspanne ist im allgemeinen ausreichend, um inzwischen einen geeigneten Empfänger zu ermitteln, vorzubereiten und das Spenderorgan auch über weite Entfernungen an den Ort der Transplantation zu transportieren.

Die Wahrscheinlichkeit, aus einem kleinen Kreis von Transplantationsanwärtern gerade den geeignetsten Empfänger zu finden, ist minimal. Die Chance wird vergrößert, wenn man die Typisierungsbefunde einer großen Zahl von Patienten überregional erfaßt. Das Typisierungsergebnis des Spenders wird dann an die Zentrale einer solchen Organisation weitergegeben, und über einen Computer kann innerhalb kürzester Zeit der am besten geeignete Empfänger ermittelt werden. Beispiele solcher überregionaler Organisationen sind Euro-Transplant, France-Transplant, Swiss-Transplant und Scandia-Transplant. Trotz guter Organisation ist dennoch mit einer *längeren,* unter Umständen jahrelangen *Wartezeit* zu rechnen, ehe eine passende Niere zur Verfügung steht. Diese Wartezeiten müssen selbstverständlich mit Dialysen überbrückt werden. Aus diesem Grunde sind erfolgreiche Transplantationen auch nur denkbar in Verbindung mit einer guten Dialysebehandlung. Je besser der Zustand des Patienten, desto geringer sind auch die Operationskomplikationen. Auch nach einer Abstoßungskrise und Entfernung der transplantierten Niere ergibt sich die Notwendigkeit erneuter Dialysebehandlung.

Neben medizinischen Problemen spielen bei der Entnahme von Nieren frisch Verstorbener juristische Fragen eine Rolle: so z. B. die Todeszeitbestimmung oder die Genehmigung der Organentnahme durch die Verwandten des Verstorbenen bzw. die Erarbeitung entsprechender Gesetze durch den Gesetzgeber.

4. Eignung des Empfängers zur Transplantation

Grundsätzlich sind Patienten mit terminaler Niereninsuffizienz bis zu einer oberen Altersgrenze von etwa 40–50 Jahren für eine Nierentransplantation geeignet. Eine Transplantation ist nicht angezeigt bei Patienten mit schweren Hypertonieschäden wie Herzinfarkt und Schlaganfall. Ein relativ großes Risiko sind wegen der Transplantationsnachbehandlung (s. u.) chronische Entzündungen der Luftwege oder eine Tuberkulose in der Vorgeschichte. Nur bedingt geeignet sind ferner Patienten mit der sog. rapidprogressiven Glomerulonephritis, die innerhalb kurzer Zeit zur terminalen Niereninsuffizienz geführt hatte.

5. Transplantationsnachbehandlung

Die Abstoßung eines Transplantates läßt sich durch bestimmte *Medikamente,* die *Immunsuppressiva,* oft jahrelang verzögern.

Dazu zählen unter anderem Azathioprin (Imurek) und Prednisolon, eine dem Nebennierenrindenhormon Cortison sehr nahe verwandte Substanz. Diese Immunsuppressiva werden unmittelbar vor der Transplantation gegeben und müssen danach, zumindest in geringer Menge, grundsätzlich so lange eingenommen werden, wie das transplantierte Organ im Körper verbleibt.

Die *Nebenwirkungen der Immunsuppressiva* sind erheblich: Neben der gewünschten Hemmung der Abwehrreaktionen im Transplantat kommt es gleichzeitig auch zu einer Schwächung der Abwehrlage des Gesamtorganismus und damit zu erheblicher Gefährdung des Patienten durch die verschiedensten Infektionen. Ferner können schädigende Wirkungen auf das Knochenmark, oder auch auf die Leber auftreten. Nebenwirkungen des Prednisolon sind Diabetes, Knochenschäden und eventuell Entstehung von Magengeschwüren. Deshalb wird vielfach bei Ulcusleiden in der Vorgeschichte vorbeugend eine Vagotomie (Vagotomie = Durchtrennung des Nervus vagus am Magen, dadurch Hemmung der Salzsäure-Produktion und geringeres Risiko der Ulcusbildung) vor der Transplantation durchgeführt.

6. Abstoßungskrise

Wie bereits erwähnt, stellt die Abstoßung immer noch das Hauptproblem der Nierentransplantation dar stattdessen: Sie tritt besonders häufig in dem ersten Jahr nach der Transplantation auf. Sie äußert sich durch *Symptome* wie Schmerzen, Spannungsgefühl und Schwellung im Bereich des Transplantates, Fieber, verringerte Urinausscheidung, Gewichtszunahme, Ödeme und Hypertonie. Der Urin enthält Eiweiß, im Urin-Sediment finden sich vermehrt Lymphocyten. Die Abstoßung zeigt sich auch an einem Anstieg der Konzentration von Harnstoff und Kreatinin im Serum.
Die *Behandlung* der Abstoßung besteht in vorübergehender Erhöhung der Prednisolon-Dosis (z. B. 3 Tage je 1 g Prednisolon), Röntgenbestrahlung der transplantierten Niere und eventuell der Gabe von sog. Antilymphocyten-Globulin. Damit lassen sich die Abstoßungserscheinungen häufig völlig zurückbilden.
Man neigt heute jedoch bei schlecht beherrschbarer Abstoßungskrise eher dazu, nicht mit allen Mitteln zu versuchen, das Transplantat zu erhalten, sondern die Niere lieber zu entfernen, da die intensive immunsuppressive Therapie die Patienten unter Umständen mehr gefährdet. Das ist umso eher begründet, da eine erneute Transplantation zu einem späteren Zeitpunkt durchaus möglich ist. Nach Entfernung eines Transplantates ist selbstverständlich die erneute Hämodialysebehandlung möglich.

176

7. Vergleich von Nierentransplantation und Hämodialyse

Bedingt durch Komplikationen, Abstoßung und immunsuppressive Therapie sind die Ergebnisse der Nierentransplantation — abgesehen von den großen Erfolgen bei eineiigen Zwillingen — insgesamt schlechter als die der Hämodialysebehandlung, insbesondere der Heimdialysebehandlung. Der geringeren Überlebenschance steht jedoch bei erfolgreicher Transplantation eine bessere „Lebensqualität" gegenüber, da durch die oft vollständige Normalisierung der Konzentrationen harnpflichtiger Substanzen im Blut und Wiederherstellung der endokrinen Funktion der Niere (s. I.) u. a. die Anämie, die Hypertonie sowie diätetische und andere Beschränkungen entfallen.

Die *Entscheidung* zur Transplantation muß jedoch letztlich immer *der Patient selbst treffen,* nachdem er durch den zuständigen Arzt genau über die *Vorteile* und *Nachteile* der Behandlung in *seiner besonderen Situation informiert* wurde.

XX. Ausblick

Etwa 15 Jahre sind vergangen seit dem Beginn der Dauerdialyse und etwa 10 Jahre seit den ersten Heimdialysen. In diesem kurzen Zeitabschnitt erfolgte eine stürmische technische Entwicklung von den ersten einfachen „Künstlichen Nieren" zu den heutigen automatisierten, elektronisch gesteuerten Geräten. Dadurch konnten nicht nur Tausende von Patienten am Leben erhalten werden, sondern es gibt auch keine Altersbegrenzung mehr, Kinder und sehr alte Menschen können behandelt werden, für jeden Nierenkranken steht heute die Behandlung zur Verfügung. In der Form der Heimdialyse gelang zudem nicht nur der vollständige Ersatz eines lebenswichtigen Organs über lange Zeiten, sondern auch eine Lösung von ständiger Klinikbehandlung, Erhaltung des Patienten im Heim, in Familie und Beruf. Dennoch ist das Verfahren noch nicht optimal, die Techniken und Ausrüstungen sind aufwendig, raumgreifend, teuer, an Wasserzufluß- und Abfluß sowie Strom gebunden. Die einzelne Dialyseanwendung kann für den Patienten belastend sein, und die Langzeit-Komplikationen und Infektionsgefahren sind noch nicht vollständig beherrschbar. Verbesserungen sind also Aufgaben der Medizin und Technik.

Nun ist die *Geschwindigkeit des Fortschritts auf technologischem Gebiet* in heutiger Zeit ganz allgemein sehr groß. Daraus kann leicht abgeleitet werden, daß es in naher Zukunft zu wesentlichen Vereinfachungen, Verkleinerungen und Verbesserungen auf der apparativtechnischen Seite des Dialyseverfahrens kommen wird. Einen ersten Schritt in dieser Richtung stellen die *Regenerations-Dialyseverfahren* (Redy-System, s. VI, 1. b) dar, die nur noch etwa 5 l unaufbereiteten Wassers bedürfen, da das Dialysat durch eine entsprechende Patrone laufend regeneriert wird. So kann sich der Patient auf Reisen völlig unabhängig von einem Dialysezentrum in jedem Hotelzimmer, Campingplatz, oder dgl. dialysieren. Es ist ohne weiteres vorstellbar, daß sowohl Geräte als auch Regenerationspatronen kleiner werden, oder letztere öfter auszuwechseln sind, so daß praktisch die erste Stufe einer transportablen oder sog. „Koffer-Niere" bereits erreicht ist.

Die *Dialysatoren* haben heute nur noch etwa $^1/_{10}$ der Größe gegenüber den aus Anfangszeiten. Sie lassen sich weiter verkleinern und die *Membranen* können verbessert werden, insbesondere im Hinblick auf größere Durchlässigkeit für mittelgroße Moleküle. Durch veränderte Membranen und Vergrößerung der Membranoberfläche in den Dialysatoren konnte bereits für einige Patienten eine *Verminderung der Dialysezeiten* erreicht werden. Auch die neuesten Überwachungseinheiten sind nur noch halb so groß wie früher. So gelingt durch Kombination verschiedener Möglichkeiten zweifellos bald eine erhebliche Verbesserung des Dialyseverfahrens.

Durch Änderung des Vorgehens im Behandlungsablauf wie z. B. *Trennung von Ultrafiltration und Dialyse* kann wahrscheinlich sehr bald eine bessere Verträglichkeit im Sinne einer Vermeidung von Blutdruckabfall oder -Anstieg während der Behandlung erzielt werden.

Es werden aber auch prinzipiell andere Wege beschritten, indem durch *Diafiltration (Hämofiltration)* fast das gesamte Plasmawasser abgepreßt wird — und damit auch alle „Urämie-Gifte" — wobei die Flüssigkeits- und Elektrolytverluste durch kontinuierliche Infusionen ersetzt werden. Gelingt es weiterhin, das abgepreßte Plasmawasser (Diafiltrat) mittels einer entsprechenden „Regenerationspatrone" zu regenerieren, und dem Körper direkt wieder zuzuleiten, so wäre die Funktion der wichtigsten Teile der normalen Niere — Glomerulus und Tubulus — technisch nachgeahmt.

Insgesamt kann erwartet werden, daß durch die Geschwindigkeit des technologischen Fortschritts auf allen Gebieten auch im Bereich der Dialyse eine wesentliche Erleichterung für die Patienten eintreten wird.

Davon dürften auch die medizinischen Aufgaben berührt werden, indem sich durch Verbesserung der Technik Erleichterungen im medizinischen Bereich ergeben. Davon unabhängig werden nicht nur die *allgemeinen Fortschritte der Medizin* (wie z. B. Infektionsbekämpfung, Verhütung der Hepatitis durch Impfung) der Dialysebehandlung zugutekommen, sondern die Erfahrungen und Forschungen auf dem Gebiet der Dialyse selbst werden Langzeitkomplikationen und alle anderen noch vorhandenen Schwierigkeiten vermindern. So zeichnen sich bereits jetzt größere Möglichkeiten beim künstlichen Gefäßersatz für den Dialyseanschluß ab, so daß den Patienten viele Sorgen genommen werden können.

Durch Anpassung der medizinischen Erfordernisse an die apparativ-technischen Möglichkeiten und umgekehrt ergeben sich wahrscheinlich in nächster Zeit für den Patienten die günstigsten Aussichten, indem es zu einer *Individualisierung der Behandlungsmethoden* kommt. Dies bedeutet, daß für jeden Patienten individuell das beste Verfahren, Gerät, Dialysator, Dialysedauer usw. ausgewählt werden wird.

Insgesamt ist damit zu rechnen, daß das *Zusammenwirken* von *Medizin* und *Technik* auf dem Gebiet der Dialyse ganz besonders für die *Heimdialyse* bald jene Verbesserungen und Erleichterungen erbringt, die es gestatten, *Lebenszeit* und *Lebensqualität wesentlich zu erhöhen.*

XXI. Literatur

BAILEY, G. E.: Hemodialysis. New York: Academic Press 1972

BERLYNE, G. M.: A course in renal diseases. 4th Ed., Oxford — London — Edinburgh — Melbourne: Blackwell Scientific Publications 1974

COLOMBI, A.: Hämodialyse — Kurs für Ärzte und Pflegepersonal mit Fragen und Antworten. Stuttgart: Enke 1973

FRANZ, H. E.: Dialysebehandlung. Stuttgart: Thieme 1971

FRANZ, H. E. (Hrsg.): Praxis der Dialysebehandlung. Stuttgart: Thieme 1973

GUTCH, C. F., STONER, M. H.: Review of Hemodialysis. St. Louis: Mosby 1975

HAMPERS, C. L., SCHUPAK, E., LOWRIE, E. G., LAZARUS, J. M.: Long-term Hemodialysis. 2. Ed. New York — London: Grune and Stratton 1973

HOELTZENBEIN, J.: Die Künstliche Niere. Stuttgart: Enke 1969

NOSE, Y.: Die Künstliche Niere. Berlin — New York: De Gruyter 1974

SARRÉ, H.: Nierenkrankheiten. Stuttgart: Thieme 1976

ULDALL, R.: Renal Nursing. Oxford: Blackwell Scientific Public. 1972

WETZELS, E. (Hrsg.): Hämodialyse und Peritonealdialyse. Berlin — Heidelberg — New York: Springer Verlag 1969

XXII. Sachverzeichnis

Bei mehreren Ziffern gibt die kursiv gesetzte an, auf welcher Seite der Begriff ausführlich erläutert wird.

184

Kliniktaschenbücher — Eine Auswahl

G. G. Belz, M. Stauch: *Notfall EKG-Fibel.* Mit einem Beitrag von F. W. Ahnefeld. 2., überarbeitete Auflage. 43 Abbildungen. VII, 96 Seiten. 1977. DM 18,80; US $ 8.70 ISBN 3-540-08395-2

H. Daweke, J. Haase, K. Irmscher: *Diätkatalog.* Diätspeisepläne, Indikation und klinische Grundlagen. Unter Mitarbeit von F. A. Gries, R. M. Konrad, E. Müller, G. Strohmeyer. IX, 230 Seiten. 1976. DM 24,80; US $11.00. Mengen preis ab 20 Ex. DM 19,80; US $ 8.80   ISBN 3-540-07665-4

W. Dick, F. W. Ahnefeld: *Primäre Neugeborenen-Reanimation.* 45 Abbildungen. VIII, 113 Seiten. 1975. DM 16.80; US $ 7.40   ISBN 3-540-07265-9

G. Friese, A. Völcker: *Leitfaden für den klinischen Assistenten.* 2., neubearbeitete Auflage. 27 Abbildungen, 7 Tabellen. IX, 170 Seiten. 1977. DM 19,80; US $ 8.80 ISBN 3-540-08128-3

Kinderanästhesie. Von F. W. Ahnefeld, K. D. Bachmann, W. Dick, H. Ewerbeck, R. Krebs, P. Milewski, W. Niederer. Herausgeber: W. Dick, F. W. Ahnefeld. 26 Abbildungen, 20 Tabellen. XI, 163 Seiten. 1976. DM 21,80; US $ 9.60 ISBN 3-540-07917-3

H. Mörl: *Der „stumme" Myokardinfarkt.* Mit einem Geleitwort von G. Schettler. 15 Abbildungen, 16 Tabellen. XIII, 113 Seiten. 1975. DM 18,80; US $ 8.30 ISBN 3-540-07318-3

P. Schmidt, E. Deutsch, J. Kriehuber: *Diät für chronisch Nierenkranke.* Eine Diätfibel für Ärzte, Diätassistenten und Patienten. 2 Abbildungen, 19 Tabellen. IX, 126 Seiten. 1973. DM 12,80; US $ 5.70. Mengenpreis ab 20 Ex. DM 10,20; US $ 4.50   ISBN 3-540-06226-2

G. Wolff: *Die künstliche Beatmung auf Intensivstationen* Unter Mitarbeit von E. Grädel, D. Grasser. 2., neubearbeitete Auflage. 79 Abbildungen, 6 Tabellen. Etwa 200 Seiten. 1977. DM 21,80; US $ 10.10   ISBN 3-540-08384-7

Preisänderungen vorbehalten

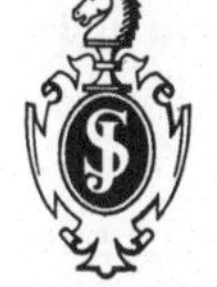

Springer-Verlag Berlin Heidelberg New York

*Anaesthesiologie und Intensiv-
medizin für Schwestern und Pfleger*
Redaktion: D.H.G. Keuskamp.
Deutsche Bearbeitung: D. Kettler.
143 Abbildungen, 17 Tabellen. XIV,
395 Seiten. 1977. DM 38,–;
US $ 16.80; Mengenpreis ab
20 Exemplaren DM 30,40; US
$ 13.40   ISBN 3-540-07706-5

Fachschwester – Fachpfleger
Anaesthesie – Intensivmedizin.
Herausgeber: F.W. Ahnefeld,
W. Dick, M. Halmágyi, H. Nolte,
T. Valerius

Weiterbildung 1. Richtlinien.
Lehrplan. Organisation. Von
F.W. Ahnefeld, W. Dick, M. Hamá-
gyi, T. Valerius. XIII, 204 Seiten.
1975. DM 24,–; US $ 10.60;
Mengenpreis ab 20 Exemplaren
DM 19,20; US $ 8.50
ISBN 3-540-07115-6

Weiterbildung 2. Praktische Unter-
weisung. Intensivbehandlungssta-
tion – Intensivpflege. Von M. Hal-
mágyi, T. Valerius. 67 Abbildungen.
VIII, 120 Seiten. 1975. DM 24,–;
US $ 10.60; Mengenpreis ab 20
Exemplaren DM 19,20; US $ 8.50
ISBN 3-540-07213-6

Weiterbildung 3: Praktische Unterweisung. Punktion. Injektion – Infusion – Transfusion. Gefäßkathe-
ter. Von M. Halmágyi, T. Valerius.
60 Abbildungen. VII, 120 Seiten.
1976. DM 28,–; US $ 12.40;
Mengenpreis ab 20 Exemplaren
DM 22,40; US $ 9.90
ISBN 3-540-07723-5

Preisänderungen vorbehalten

Springer-Verlag
Berlin Heidelberg NewYork

Fachschwester – Fachpfleger
Innere Medizin – Intensivmedizin.
Herausgeber: M. Alcock, P. Barth,
K.D. Grosser, G.A. Neuhaus,
F. Praetorius, H.P. Schuster,
H. Sucharowski, P. Wahl

S.M. Brooks: *Grundlagen des
Wassers-, Elektrolyt- und Säure-
Basen-Haushaltes.* Deutsche Bear-
beitung von H.P. Schuster, H. Lauer
Übersetzt aus dem Englischen von
G. Kaiser, M. Kaiser. 28 Abbil-
dungen, 13 Tabellen. Etwa 80 Sei-
ten. 1977. DM 24,–; US $ 11.10
Mengenpreis ab 20 Exemplaren
DM 19,20; US $ 8.50
ISBN 3-540-08429-0

R. Gädeke: *Diagnostische und
therapeutische Techniken in der Pä-
diatrie.* 2., neubearbeitete Auflage.
267 Abbildungen. XIII, 191 Seiten.
1976. DM 48,–; US $ 21.20;
Mengenpreis ab 20 Exemplaren
DM 38,40; US $ 16.90
ISBN 3-540-07595-X

M. Michler, J. Benedum: *Einführung in die medizinische Fach-
sprache.* Medizinische Termino-
logie für Mediziner und Zahnmedi-
ziner auf der Grundlage des Latei-
nischen und Griechischen. Unter
Mitarbeit von I. Michler. 34 Abbildungen. XII, 352 Seiten. 1972
DM 32,–; US $ 14.10
ISBN 3-540-05898-2

G. Wolff: *Atmung und Beatmung.*
Ein Leitfaden für Schwestern und
Pfleger. Unter Mitarbeit von
E. Grädel, H. Balmer. 19 Abbil-
dungen. VI, 48 Seiten. 1975
DM 19,80; US $ 8.80; Mengenpreis
ab 20 Exemplaren DM 15,80;
US $ 7.00   ISBN 3-540-07331-0